MAIRIE DE NICE

2ᵐᵉ Bureau du Secrétariat et Assistance Publique

TARIF

DES

PHARMACIENS DE LA VILLE

Fournisseurs du Personnel des Services Municipaux

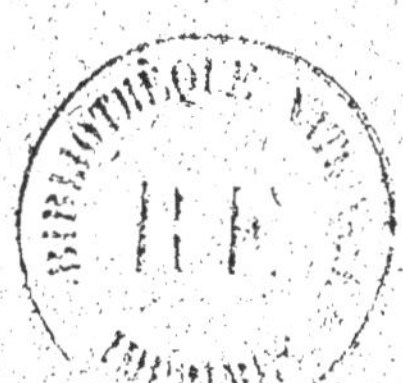

IMPRIMERIE SPÉCIALE DU " PETIT NIÇOIS "

43, boulevard Dubouchage et 15-17, rue Deloye

—

1901

MAIRIE DE NICE

2ᵐᵉ Bureau du Secrétariat et Assistance Publique

TARIF

DES

PHARMACIENS DE LA VILLE

Fournisseurs du Personnel des Services Municipaux

IMPRIMERIE SPÉCIALE DU " PETIT NIÇOIS "

43, boulevard Dubouchage et 15-17, rue Deloye

1901

TARIF

DES

MANIPULATIONS POUR LES PRÉPARATIONS MAGISTRALES

1° Emplâtres sur peau ou sur sparadrap.

Le produit de la longueur d'un emplâtre, multiplié par sa largeur, donne sa surface en centimètres carrés, et c'est d'après la dimension de cette surface que les emplâtres sont taxés, conformément au tableau ci-dessous.

Le prix de la peau ou du sparadrap et celui de la masse emplastique qui sert à confectionner l'emplâtre se trouvent compris dans les prix indiqués par ce tableau.

Les emplâtres sont divisés en quatre catégories, suivant la valeur de la masse emplastique.

Si l'emplâtre doit être additionné, saupoudré, recouvert ou arrosé d'une substance quelconque, on ajoute au prix fixé par le tableau le prix de cette substance, plus 0 fr. 10 pour cette manipulation spéciale.

Une bordure de diachylum augmente d'un quart le prix de l'emplâtre.

DÉNOMINATION DES EMPLATRES DIVISÉS EN CATÉGORIES	CENTIMÈTRES CARRÉS DE SURFACE	PRIX
1re Catégorie Emplâtres de ciguë, des quatre-fondants, du pauvre-homme, de thapsia, de thériaque, de savon camphré, vésicatoire, de Vigo.	de 1 à 10 — 11 — 25 — 26 — 50 — 51 — 75 — 76 — 100 — 101 — 150 — 151 — 200 — 201 — 300 — 301 — 400	0 fr. 15 0 25 0 40 0 60 0 70 0 80 1 10 1 40 1 60
2e Catégorie Emplâtres de poix de Bourgogne, de céroène de diachylum, de diapalme, de savon.	de 1 à 50 — 51 — 100 — 101 — 200 — 201 — 300 — 301 — 400 — 401 — 500	0 fr. 30 0 50 0 75 1 10 1 40 1 70
3e Catégorie Emplâtres avec extraits (de ciguë, de belladone, etc.)	On établit le prix en ajoutant le prix de l'extrait employé au prix d'un emplâtre de même surface et de la 1re catégorie.	
4e Catégorie Emplâtres ou mouches d'opium	On calcule le prix de l'extrait d'opium, et on l'augmente d'un prix fixe de manipulation de 0 fr. 25.	

2° Collutoires, Collyres, Confections, Électuaires, Gargarismes, Glycérolés, Injections, Lavements, Liniments, Loochs *composés,* **Lotions, Macérations, Marmelades, Mélanges, Mixtures, Opiats, Pommades, Potions, Poudres** *composées et sans divisions,* **Solutions.**

Pour établir le prix de ces préparations, on fait d'abord le total des prix de chacune des substances qui entrent dans leur composition, et on y ajoute un prix fixe de manipulation de 0 fr. 25, mais seulement dans les cas où l'emploi du mortier, ou du feu, ou du filtre est nécessaire.

3° Décoctions, Infusions, Lixiviations.

Les prix des décoctions, des infusions, des lixiviations, sont établis en ajoutant au prix des substances un prix proportionnel de manipulation fixé par le tableau ci-contre :

Jusqu'à 100 grammes	0 fr.	20
de 101 à 250 —	0	30
— 251 à 500 —	0	50
— 501 à 1000 —	0	70

4° Stérilisation.

La stérilisation d'un liquide est fixée d'après la règle suivante :
Pour toute quantité égale ou inférieure à 100 gr. . . . . 0 fr. 30
— — supérieure à 100 gr. . . . . 0 fr. 75

5° Paquets et Pilules.

La division d'une poudre en paquets et la division d'une masse pilulaire en pilules sont réglées comme il suit, d'après le nombre de paquets ou de pillules :

De 2 à 10 . . . . 0 fr.03 le paquet ou la pilule } En outre du prix
Pour les paquets ou pilules, à partir du 11me 0 fr.02 — — } des substances.

1er EXEMPLE : Pour la préparation de huit pilules, on compte huit fois 3 centimes, c'est-à-dire 0 fr. 24, que l'on ajoute au prix des substances.

2me Exemple : Pour la préparation de seize pilules, on compte, pour les dix premières, dix fois 3 centimes ou 0 fr. 30, et pour les six autres, six fois 2 centimes ou 12 centimes, ce qui donne le total de 0 fr. 42, que l'on ajoute aux prix des substances.

Si la substance mise en paquets est une poudre composée, on ajoute, pour rémunérer la manipulation nécessitée par la préparation de cette poudre, une somme de 0 fr. 25 au chiffre obtenu par le calcul ci-dessus, mais seulement si le nombre des paquets est inférieur à 20.

Il est également ajouté un prix de manipulation de 0 fr. 25 pour la préparation de toute masse pilulaire composée de plusieurs substances, lorsque le nombre des pilules à préparer est inférieur à 20.

NOTA. — Pour ne pas introduire de fractions de 5 centimes dans les mémoires, on les néglige quand elles sont inférieures à 3 centimes ; et 3 ou 4 centimes se comptent comme 5 centimes.

Si les pilules doivent être argentées, le prix de manipulation ci-dessus est augmenté de 1 centime par pilule, et il est doublé si elles doivent être gélatinisées.

Lorsque la quantité prescrite d'un médicament dépasse le chiffre indiqué dans une colonne du tarif, le prix de l'excédant doit être réglé d'après le taux de la colonne immédiatement supérieure.

6° Cachets médicamenteux.

La division d'une poudre en cachets médicamenteux est réglée comme il suit, d'après le nombre de cachets :

De 2 à 10................. 0 fr. 04 le cachet.
Pour les cachets à partir du 11° 0 fr. 03   —

En outre du prix des substances, mais y compris la valeur des rondelles de pain azyme.

Si la substance mise en cachets est une poudre composée, on ajoute, pour rémunérer la manipulation nécessitée par la préparation de cette poudre, une somme de 0 fr. 25 au prix obtenu par le calcul ci-dessus, mais seulement si le nombre de cachets est inférieur à 20.

7° Analyse d'urine.

Recherche qualitative du sucre, de l'albumine ou de la bile, avec indication de la densité et des autres caractères physiques de l'urine.. | 3 fr.

(Cette somme de 3 francs est allouée aux pharmaciens, même dans les cas où il y a lieu d'exécuter l'un ou l'autre des dosages taxés dans la colonne ci-contre).

Examen microscopique du sédiment.	3 fr.
Dosage des éléments anormaux.......... (sucre....	3 fr.
albumine.	3 fr.
urée.....	3 fr.
Dosage des éléments normaux..........) acide uriq.	3 fr.
chlorures.	3 fr.
phosphates	3 fr.

Analyse complète : 15 francs.

8° Analyse bactériologique : 15 francs.

9° Indemnité de Nuit : 1 fr. 50 en plus du prix des médicaments.

✗

TARIF

DES

PHARMACIENS DE LA VILLE

Fournisseurs du Personnel des Services Municipaux

DÉNOMINATION DES MÉDICAMENTS	QUANTITÉS DIVERSES	PRIX	QUANTITÉS DIVERSES	PRIX	500 gr.	250 gr.	100 gr.	30 gr.	10 gr.	5 gr.	1 gr.	0.50 gr.	0.10 gr.
A													
Abrastol (asaprol)								3.50	1.75	1 »	0 25	0.15	
Absinthe, feuilles mondées							0.35	0.15	0.05				
— — pulv.									0.15	0.10	0.05		
— maritime, feuilles mondées							0.35	0.15	0.05				
Acétalinide (antifébrine)										0.75	0.20	0.15	0.10
Acétate d'ammoniaque liqu. (esprit de Mindererus)								0.30	0.15	0.10	0.05		
— de morphine	5 cent.	0.15									1 »	0.60	0.25
— de plomb cristallisé (sel de Saturne)								0.10	0.05				
— (sous-) de plomb liq. (extr. de Saturne)					1.20	0.60	0.30	0.10	0.05				
— de potasse								0.30	0.20	0.15	0.10		
— de soude								0.30	0.20	0.15	0.10		
Acétphénétidine (phénacétine)								6 »	2.25	1.25	0 30	0.15	
Ache, racine							0 35	0.15	0.05				
Acide acétique cristallisable								0.75	0.40	0.25	0.30		
— — du verdet (vinaigre radical)								1 »	0.40	0.25	0.10		

DÉNOMINATION DES MÉDICAMENTS	QUANTITÉS DIVERSES	PRIX	QUANTITÉS DIVERSES	PRIX	500 gr.	2 50 gr.	100 gr.	30 gr.	10 gr.	5 gr.	1 gr.	0.50 gr.	0.10 gr.
Acide acétique pyroligneux.								0.15	0.05				
— arsénieux pulv.								0.50		0.25	0.20		
— azotique (nitrique) pur.							0.60	0.25		0.10			
— — — du commerce.							0.50	0.25	0·10				
— — alcoolisé (esprit de nitre dulcifié).									0.15	0.10			
— benzoïque sublimé (de Paris).								3 »	1 »	0.60	0.15	0.10	
— borique.	le kil.	1.50			0.80	0.50	0.30	0.10					
— — pulvérisé.							0.60	0.25	0.10				
— chlorhydrique (hydrochlorique, muriatique) pur.								0.50	0.20	0.10			
— — du commerce.								0.10					
— chromique cristallisé.										1.50	0.40		
— — en solution (Codex).										1 »	0.30		
— chrysophanique.										1.80	0.40	0 25	0.10
— citrique pulv.								0.40	0.15				
— cyanhydrique (prussique médicinal.											0.20		
— gallique.										0.50	0.15		
— hippurique.										7.50	2 »	1.20	0.40
— lactique								1.50	0.60	0.40	0.10		
— nitrique (azotique) pur.							0.60	0.25		0.10			
— — — du commerce.							0.50	0.25	0.10				
— phénique (phénol) cristallisé								3 »	1.60	1 »	0.50	0.20	0.10

DÉNOMINATION DES MÉDICAMENTS	QUANTITÉS DIVERSES	PRIX	QUANTITÉS DIVERSES	PRIX	500 gr.	250 gr.	100 gr.	30 gr.	10 gr.	5 gr.	1 gr.	0.50 gr.	0.10 gr.
Acide phénique absolu ou neige, ou chimiq. pur.					7. »	1. »	2. »	0.75	0.45	0.30	0.10		
— phénique liq. ordinaire	le kil.	1.60			0.90	0.50	0.25	0.10					
— phosphorique officinal										0.50	0.15		
— picrique							2. »	0.75	0.30	0.20	0.10		
— prussique (cyanhydrique) médicinal											0.20		
— pyrogallique										0.90	0.20	0.10	
— salicylique pur								2. »	0.80	0.50	0.15		
— sulforicinique							3.50	1.50	0.60	0.40			
— sulfurique pur							0.50	0.20		0.10			
— — du commerce							0.15	0.10					
— — alcoolisé (eau de Rabel)									0.20	0.10			
— tannique (tannin) à l'éther							2.50	1.00	0.50	0.25	0.10		
— — à l'alcool, pur							3. »	1.25	0.60	0.25	0.10		
— tartrique pulv.								0.25	0.10				
— thymique (thymol) cristallisé									1.75	1. »	0.25	0.15	
— valérianique cristallisé										1.80	0.50	0.30	0.10
Aconit napel, feuilles mondées									0.10				
Aconitine cristallisée	1 cent.	0.40											1.75
— amorphe	id.	0.20											0.75

DÉNOMINATION DES MÉDICAMENTS	QUANTITÉS DIVERSES	PRIX	QUANTITÉS DIVERSES	PRIX	500 gr.	250 gr.	100 gr.	30 gr.	10 gr.	5 gr.	1 gr.	0.50 gr.	0.10 gr.
Agaric blanc pulv.										0.10	0.05		
— de chêne (amadou)							0.40	0.15	0.10				
Agaricine										3. »	0.75	0.50	0.25
Aigremoine, feuilles mondées							0.35	0.15	0.05				
Airol (oxyiodogallate de bismuth)									5. »	2. »	1.25	0.25	0.20
Alcali volatil ammoniaque liquide							1. »	0.60	0.30	0.10	0.05		
Alcool rectifié à 90°	litre.	4.80	1/2 lit.	2.70		1.75	0.80						
— — à 60°	id.	3.50	id.	2. »		1.20	0.60	0.20					
— camphré fort	id.	5.00	id.	2.90	2.50	1.25	0.60	0.25	0.10				
— — faible (eau-de-vie camphrée)	id.	4. »	id.	2.20	2.00	1.00	0.45	0.20					
— sulfurique (eau de Rabel)										0.20	0.10		
Alcoolat de cannelle								1.40	0.50	0.20	0.10		
— de cochléaria composé								1.20	0.40	0.15	0.10		
— de Cologne (ou de citron comp., eau de Cologne)							2.25	1. »	0.35	0.15	0.10		
— de Fioravanti (ou de térébenthine composé, baume de Fioravanti)	1/2 lit.	4.90			5.00	3. »	1.25	0.40	0.20	0.10			
— de lavande								1. »	0.35	0.15	0.10		
— de mélisse composé (eau de mélisse des Carmes)	flacon	0.60			5.50	3. »	1.35	0.50	0.20	0.10			
— de menthe								1.30	0.40	0.15	0.10		
— de romarin								1. »	0.35	0.15	0.10		
— vulnéraire							2.25	1. »	0.35	0.15	0.10		

DÉNOMINATION DES MÉDICAMENTS	QUANTITÉS DIVERSES	PRIX	QUANTITÉS DIVERSES	PRIX	500 gr.	250 gr.	100 gr.	30 gr.	10 gr.	5 gr.	1 gr.	0.50 gr.	0.10 gr.
Alcoolatures d'aconit, de belladone, de datura et autres plantes indigènes									0.40	0.25	0.10		
Aldéhyde Formique (formaldéhyde, formol), solution à 40 0/0					5 »	3 «	1 50	0.65	0.25	0.15	0 10		
Aloès succotrin								0.15	0.10	0.05			
— — pulv.								0.40	0.20	0.10	0.05		
— des Barbades pulv.								0.75	0.30	0.20	0.10		
Alun (sulfate d'alumine et de potasse) pulv.							0 25	0.10	0.05				
— — — calciné.								0.25	0 15	0.05			
Amadou (agaric de chêne).								0.40	0.15	0.10			
Amidon pulvérisé.	le kilo	1.50			0.80	0.40	0.20	0.10					
Ammoniaque liq. (alcali volatil) ord.						1 »	0.60	0.30	0 10	0.05			
— — — pure.								0.30	0.10				
Analgésine (antipyrine, diméthyloxyquinizine.								4 »	1.50	0.75	0.20	0.15	
Anis vert.							0.35	0.15	0.05				
— — pulv.								0.15	0.10				
— étoilé (badiane).								0.40	0.20	0.15			
— — pulv.								0.60	0.30	0.20	0.10		

DÉNOMINATION DES MÉDICAMENTS	QUANTITÉS DIVERSES	PRIX	QUANTITÉS DIVERSES	PRIX	500 gr.	250 gr.	100 gr.	30 gr.	10 gr.	5 gr.	1 gr.	0.50 gr.	0.10 gr.
Antifébrine (acétanilide)										0.75	0.20	0.15	0.10
Antimoine diaphorétique (antimoniate de potasse, oxyde blanc d'antimoine)									0.25	0.15	0.10		
Antipyrine (analgésine)								4 »	1.50	0.75	0.20	0.10	
Apiol									2.50	1.50	0.40		
Arenaria rubra							1 »	0.40	0.20				
Argentamine									3.50	2 »	0.50	0.30	
Aristol (iodo-thymol, thymol bi-iodé)									2 »	1.25	0.30	0.15	
Armoise, feuilles mondées							0.35	0.15	0.05				
Arnica, fleurs							0.30	0.10	0.05				
Arséniate d'ammoniaque										0.75	0.25		
— d'antimoine										0.75	0.25		
— de fer										0.75	0.25		
— de potasse										0.50	0.20		
— de soude										0.50	0.20		
Arsénites (mêmes prix que les arséniates)													
Asa Fœtida pulv.								0.60	0.25	0.15	0.10		
Asaprol (abrastol, sulfonaphtolate de chaux)								3.50	1.75	1 »	0.25	0.15	
Asperge, racine coupée							0.35	0.15	0.05				
Atropine et ses sels (à l'exception du valérianate)	1 cent.	0.15											0.70
Aunée, racine coupée							0.35	0.15	0.05				
— — pulv.								0.30	0.10				

DÉNOMINATION DES MÉDICAMENTS	QUANTITÉS DIVERSES	PRIX	QUANTITÉS DIVERSES	PRIX	500 gr.	250 gr.	100 gr.	30 gr.	10 gr.	5 gr.	1 gr.	0.50 gr.	0.10 gr.
Axonge lavée, ou benzinée, ou populinée						1.20	0.60	0.20	0.10				
Aya-Pana							2.50	1. »	0.40	0.25	0.10		
Azotate (nitrate) d'aconitine	1 millig.	0.20	1 cent.	0.40									1.75
— — d'argent cristallisé ou fondu.										1.25	0.30	0.20	0.10
— — (sous-) de bismuth (*très variable*).							3.50	1.50	0.60	0.30	0.10		
— — (sous-deuto-) de mercure (turbith nitreux).									0.50	0.30	0.15	0.10	
— — (deuto-) de mercure liquide concentré (nitrate acide de mercure).									0.30	0.20	0.10		
— — de pilocarpine (*variable*).	1 cent.	0.25										3. »	0.80
— — de potasse (sel de nitre) pulv.								0.15	0.10	0.05			
B													
Badiane (anis étoilé).								0.40	0.20	0.15			
— — pulv.								0.60	0.30	0.20	0.10		
Baies de genièvre.							0.50	0.25	0.10				
Bain de Barèges artificiel, à l'hydrosulfate de soude	le bain	1. »											
— de Plombières	id.	1.25											

DÉNOMINATION DES MÉDICAMENTS	QUANTITÉS DIVERSES	PRIX	QUANTITÉS DIVERSES	PRIX	500 gr.	250 gr.	100 gr.	30 gr.	10 gr.	5 gr.	1 gr.	0.50 gr.	0.10 gr.
Bain sédatif de Raspail	le bain	0.90											
— sulfureux liquide	id.	0.50											
Bandes de toile pour pansements						2.50	1.25						
Bardane, racine coupée . . .							0.35	0.15	0.10				
Basilicum, onguent							0.50	0.20	0.10				
Baudruche gommée	0m 10	0.50	0m 05	0.30									
Baume d'Arcœus								0.25	0.10				
— du Canada							1.20	0.50	0.30	0.10			
— du Commandeur (teint. balsamique)						3. »	1.50	0.50	0.20				
— de Copahu							1.50	0.50	0.20	0.10			
— — solidifié . .							0.60	0.25					
— de Fioravanti (alcoolat de térébenthine comp.) .	1/2 lit.	4.90			5.00	3. »	1.25	0.40	0.20	0.10			
— nerval (*variable*) . . .							2.50	0.90	0.35				
— Opodeldoch solide . . .	flacon	1.30	1/2 flac.	0.75									
— — liquide . .						3.25	1.60	0.50	0.20				
— du Pérou									0.70	0.40	0.15		
— de tolu (*variable*) . . .									0.30	0.20			
— tranquille							1.50	0.60	0.20	0.10			
Belladone, feuilles mondées .							0.50	0.20	0.10				
— — pulv. . . .								0.40			0.15	0.10	
— racine pulv. . . .											0.25	0.10	

DÉNOMINATION DES MÉDICAMENTS	QUANTITÉS DIVERSES	PRIX	QUANTITÉS DIVERSES	PRIX	500 gr.	250 gr.	100 gr.	30 gr.	10 gr.	5 gr.	1 gr.	0.50 gr.	0.10 gr.
Benjoin								0.60	0.25	0.15	0.05		
— pulv.								0.75	0.30	0.20			
Benzoate d'ammoniaque, de chaux ou autres, sauf les suivants								3.50	1.25	0.75	0.20	0.15	0.10
— de bismuth									1.50	0.75	0.20	0.15	
— de gaïacol								9. »	3.75	2. »	0.40	0.25	
— de lithine									1.50	1. »	0.25	0.15	
— de soude							4. »	1.75	0.70	0.40	0.10		
Benzonaphtol								1.50	0.75	0.50	0.15	0.10	
Bétol (salicylate de naphtol, salinaphtol)								3. »	1.50	0.75	0.20	0.15	
Beurre d'antimoine (chlorure d'antimoine)								0.80	0.30				
— de cacao							1.50	0.50	0.20	0.15			
— de muscades (*variable*)								1.50	0.60	0.40			
Bi-Carbonate de potasse								0.25	0.10				
— de soude (sel de Vichy) pulv.					1. »	0.60	0.30	0.15	0.10	0.05			
Bi-Chlorures, bi-iodures (*V.* Chlorures, Iodures)													
Biscuit purgatif à la scammonée	la pièce	0.40											
— vermifuge	id.	0.40											
Bistorte, racine							0.35	0.15	0.05				
— — pulv.								0.30	0.10				
Blanc de baleine (cétine)								0.40	0.20	0.10			
Bleu de Prusse (cyanure double de fer) pulv.											0.50	0.15	
Boldo, feuilles							1.50	0.75	0.30	0.20			

DÉNOMINATION DES MÉDICAMENTS	QUANTITÉS DIVERSES	PRIX	QUANTITÉS DIVERSES	PRIX	500 gr.	250 gr.	100 gr.	30 gr.	10 gr.	5 gr.	1 gr.	0.50 gr.	0.10 gr.
Borate de soude (borax) pulv.						1 »	0.60	0.25	0 10				
Bougies camphrées	la pièce	0.10											
— en gomme noire	id.	1 »											
— — coniques ou olivaires	id.	1.75											
— en gomme blonde	id.	1.25											
— — coniques ou olivaires	id.	2 »											
Bouillon blanc (molène), feuilles							0.35	0.15	0.05				
— — fleurs							0.90	0.30	0.10				
Boules de Nancy	id.	0.25											
Bourgeons de sapin du Nord							0.60	0.20					
Bourrache, feuilles							0.35	0.15	0.05				
— fleurs							0.80	0.25	0.10				
Bouts de sein cristal sans tube	id.	0.75											
— — avec tube	id.	1 »											
Brome										1.20	0.20		
Brombydrate de caféine											0.60	0.30	0.15
— de cicutine											3 »	1.75	0.50
— de quinine (variable)										2.25	0.75	0 50	0.20
Bromoforme										1.20	0.30	0.20	

DÉNOMINATION DES MÉDICAMENTS	QUANTITÉS DIVERSES	PRIX	QUANTITÉS DIVERSES	PRIX	500 gr.	250 gr.	100 gr.	30 gr.	10 gr.	5 gr.	1 gr.	0.50 gr.	0.10 gr.
Bromure d'ammonium								1.75	0.70	0.40	0.10		
— de camphre (camphre monobromé)									1.25	0.75	0.20		
— d'éthyle (éther brom-hydrique.									1.50	0.90	0.20		
— de lithium.									1.50	0.90	0.20		
— de potassium *(variable)*							2.50	1 »	0.40	0.25	0.10		
— de sodium *(variable)*.								1.50	0.60	0.40	0.10		
— de strontium							5 »	2 »	0.80	0.50	0.15		
Brucine et ses sels.											1.50	0.90	0.25
Bucchu feuilles							0.90	0.30	0.15				
Busserole (uva ursi), feuilles.							0.45	0.15	0.10				

C

DÉNOMINATION DES MÉDICAMENTS	QUANTITÉS DIVERSES	PRIX	QUANTITÉS DIVERSES	PRIX	500 gr.	250 gr.	100 gr.	30 gr.	10 gr.	5 gr.	1 gr.	0.50 gr.	0.10 gr.
Cachou pulv										0.05			
Cacodylate de soude									5 »	3 »	1 »	0.75	
Caféine.									3.50	2 »	0.50	0.30	0.10
Caillelait (sommités fleuries).							0.45	0.15	0.10	0.05			
Calamine préparée.									0.10				

3

DÉNOMINATION DES MÉDICAMENTS	QUANTITÉS DIVERSES	PRIX	QUANTITÉS DIVERSES	PRIX	500 gr.	250 gr.	100 gr.	30 gr.	10 gr.	5 gr.	1 gr.	0.50 gr.	0.10 gr.
Calomel à la vapeur (proto-chlorure de mercure).								1.50	0.60	0.30	0.10		
Camomille, fleurs								0.25	0.10	0.05			
— — pulv.										0.10			
Camphre (*très variable*)						2.25	1 »	0.30	0.15	0.10			
— pulv. (*très variable*)							1.20	0.40	0.20	0.15			
— monobromé (bromure de camphre)									1.25	0.75	0.20		
Camphrée de Montpellier								0.25	0.10				
Canne de Provence, racine coupée							0.30	0.10	0.05				
Cannelle de Chine								0.25	0.10				
— — pulv.								0.40	0.15	0.10	0.05		
— de Ceylan								0.90		0.20	0.10		
— — pulv.									0.40	0.25	0.10		
Cantharides pulv.											0.10		
Cantharidine	I cent.	0.25								8 »	5 »		1.20
Canules en gomme	la pièce	0.50											
— — à injections pr femmes	id.	1 »											
Capillaire de Montpellier								0.60	0.20	0.10			
— du Canada									0.50	0.20	0.10		
Capsules gélatineuses de copahu, de copahu et cubèbe et analogues	les 10	0.40	les 50 les 100	1.50 2.50									
— d'extrait éthéré de fougère mâle	id.	2.50	les 15	3 »									
— de goudron	id.	0.30	les 50 les 100	1 » 1.75									
— d'huile de foie de morue	id.	0.40	les 50 les 100	1.50 2.50									

DÉNOMINATION DES MÉDICAMENTS	QUANTITÉS DIVERSES	PRIX	QUANTITÉS DIVERSES	PRIX	500 gr.	250 gr.	100 gr.	30 gr.	10 gr.	5 gr.	1 gr.	0.50 gr.	0.10 gr.
Capsules d'huile de foie de morue créosotée. . .	les 10	0.50	les 50 / les 100	2 » / 3 »									
— d'huile de ricin.	id.	0.50	les 50	2 »									
— de térébenthine de Venise.	id.	0.40	les 50 / les 100	1 50 / 2.50									
Les capsules au gluten sont facturées aux prix des capsules gélatineuses correspondantes, avec une majoration de 50 pour 100.													
Capsulines gélatineuses, oblongues ou sphériques d'apiol.	id.	1.25											
— de carbonate de créosote	id.	0.75	les 50	2 50									
— — de gaïacol.	id.	1 50	id.	6 »									
— de chloral à 25 centig.	id.	0.80											
— de chloroforme.	id.	1 »											
— de créosote de hêtre. . .	id.	0.40	les 50 / les 100	1.75 / 3 »									
— — iodoformée.	id.	0.50	les 50 / les 100	2 » / 3.50									
— d'essence de santal . . .	id.	1 »	les 50 / les 100	3 » / 5 »									
— — de térébenthine. . .	id.	0.40	les 50 / les 100	1 25 / 2 »									
— — d'eucalyptus.	id.	0 60	les 50	2 »									
— d'éther.	id.	0.50	id.	2 »									
— d'éthérolés divers	id.	0.75	id.	2 50									
— d'eucalyptol.	id.	0.60	id.	2 »									
— — iodoformé.	id.	0.75	id.	2.50									

DÉNOMINATION DES MÉDICAMENTS	QUANTITÉS DIVERSES	PRIX	QUANTITÉS DIVERSES	PRIX	500 gr.	250 gr.	100 gr.	30 gr.	10 gr.	5 gr.	1 gr.	0.50 gr.	0.10 gr.
Capsulines gélatineuses de gaïacol.	les 10	0 75	les 50	2.50									
— — iodoformé.	id.	0.75	id.	2.50									
— de goudron	id.	0.30	les 50 les 100	1 » 1.50									
— de santal	id.	1 »	les 50 les 100	3 » 5 »									
— — salolé	id.	1 »	les 50 les 100	3.50 6 »									
— de térébenthine de Venise.	id.	0 40	les 50 les 100	1.50 2.50									
— ds terpine.	id.	0.75	les 50	2.50									
— de terpinol	id.	0.75	id.	2.50									
Carbonate d'ammoniaque. . .								0.20	0.10				
— de chaux							0.75	0.25	0.10				
— de créosote (créosotal).							10 »	4 »	1.50	0.90	0.25	0.20	
— (sous-) de fer (safran de mars apéritif, sesqui-oxyde de fer)								0.35	0.15	0.10			
— de gaïacol.								9 »	3 75	2 »	0.40	0.25	
— de lithine								3 50	1.25	0.75	0.20		
— — effervescent.								3.50	1.50				
— de magnésie . , ...							0.75	0.25	0.10				
— de plomb pulv.								0.20	0.10				
— de potasse (sel de tartre).							1.20	0.70	0.30	0.15	0.10	0.05	
— (bi-) —								0 25	0.10				
— de soude du commerce.							0.35	0.20	0.10	0.05			
— (bi-) — pulv.							1 »	0.60	0.30	0.15	0 10	0.05	

DÉNOMINATION DES MÉDICAMENTS	QUANTITÉS DIVERSES	PRIX	QUANTITÉS DIVERSES	PRIX	500 gr.	250 gr.	100 gr.	30 gr.	10 gr.	5 gr.	1 gr.	0.50 gr.	0.10 gr.
Carragahen (fucus crispus, mousse perlée)							0.50	0.20	0.10				
Cascara Sagrada pulv. . . .								1.25	0.50	0.30	0.10		
Cascarille, écorce							0.75	0.25	0.10				
— — pulv. . . .							1.20	0.50	0.20	0.10			
Casse en bâtons								0.20	0.10				
pulpe cuite								0.75	0.30				
Cassis, feuilles							0.35	0.15	0.05				
Castoréum pulv. (*variable*) .										4. »	1. »	0 60	
Caustique de Canquoin . . .								0.75	0.40				
— de Vienne (poudre de Vienne)										0.50	0.15		
Centaurée (petite), sommités .							0.60	0.20	0.10				
Cérat de Galien							0.60	0.20	0.10	0.05			
— laudanisé								0.60	0.25				
— mercuriel								0.50	0.25				
— opiacé								0.60	0.25				
— saturné							0.75	0.25	0.10				
— simple ou sans eau . .								0.30	0.15				
— soufré							0.75	0.25	0.10				
Cétine (blanc de baleine) . .								0.40	0.20	0.10			
Charbon végétal pulv. . . .						1.50	0.75	0.30	0.10				
— de peuplier pulv. . . .						2. »	1. »	0.40	0.15				
Charpie ordinaire						1.75	0.75	0.25	0.10				
— fine						2.75	1.25	0.50	0.20				
— en mèches						2.25	0.75	0.30					

DÉNOMINATION DES MÉDICAMENTS	QUANTITÉS DIVERSES	PRIX	QUANTITÉS DIVERSES	PRIX	500 gr.	250 gr.	100 gr.	30 gr.	10 gr.	5 gr.	1 gr.	0.50 gr.	0.10 gr.
Chicorée, feuilles mondées.							0.35	0.15	0.05				
Chiendent coupé					1. »	0.60	0.30	0.10					
Chloral hydraté (hydrate de chloral)							5. »	2. »	0.80	0.50	0.15		
Chloralantipyrine (hypnal)								5. »	2. »	1.20	0.30		
Chloralose (glycochloral)										3. »	0.60	0.40	0.2
Chlorate de potasse							0.90	0.30	0 15	0.10			
— — pulv.							1.20	0.50	0.20	0.10			
— de soude							2. »	0.75	0.30	0.20			
Chlorhydrate d'ammoniaque (chlorure d'ammonium, sel ammoniac) blanc pulv.							0.90	0.30	0.15	0.10			
— de cocaïne (*variable*)	5 cent.	0.30									3. »	1.75	0.5
— de morphine (*très variable*)	id.	0.15									1.20	0.60	0.2
— de pilocarpine	1 cent.	0.25									3. »	0.8	
— de quinine (neutre ou acide)										2.25	0.75	0.50	0.2
— de triméthylamine ou de propylamine											0.50	0.30	
Chlorhydro-Phosphate de chaux							2.50	1. »	0.40	0.25	0.10		
Chlorhydrosulfate de quinine										4.50	1. »	0.60	0.2
Chloroforme							2.50	1. »	0.40	0.25	0.10		
— pur anesthésique.							4. »	1.75	0.70	0.40			
Chloro-Iodure de mercure (sel de Boutigny)											0.25		
Chlorure d'antimoine (beurre d'antimoine)								0.80	0.30				
— d'ammonium (chlorhydrate d'ammoniaque, sel ammoniac), blanc pulv.							0 90	0.30	0.15	0.10			

DÉNOMINATION DES MÉDICAMENTS	QUANTITÉS DIVERSES	PRIX	QUANTITÉS DIVERSES	PRIX	500 gr.	250 gr.	100 gr.	30 gr.	10 gr.	5 gr.	1 gr.	0.50 gr.	0.10 gr.
Chlorure de baryum									0.30	0.20	0.10		
— de calcium cristallisé									0.10				
— de chaux (hypochlorite de chaux) sec					0.60	0.40	0.20	0.10					
— — (hypochlorite de chaux) liquide	litre	0.75	1|2 lit.	0.40	0.40	0.25	0.15	0.10					
— (per-) de fer à 30°							1.50	0.60	0.25	0.15	0.10		
— (proto-) de fer									0.80	0.50	0.15		
— (proto-) de mercure (calomel à la vapeur)								2. »	0.75	0.50	0.10		
— (proto-) de mercure (précipité blanc)								2. »	0.75	0.50	0.10		
— (bi-) de mercure (sublimé corrosif)								1. »	0.50	0.30	0.10		
— d'or et de sodium											1. »	2.50	0.60
— de sodium (sel marin) ordinaire					0.15	0.10							
— — — pur									0.25	0.15	0.05		
— de soude liquide (hypochlorite de soude, liqueur de Labarraque)	litre	1.40	1|2 lit.	0.60	0.60	0.40	0.20	0.10					
— de zinc pur							3. »	1.20	0.50	0.30	0.10		
— — liquide pour désinfections	litre	2.50	1|2 lit.	1.50	1.25	0.75	0.40						
Cicutine (conicine)	5 cent.	0.20											
Cigarettes médicinales (arsenicales, de belladone, de datura stramonium, etc.)	la pièce	0.10	les 10	0.75									
Ciguë, feuilles mondées								0.50	0.20	0.10			
— — pulv.							1.75	0.75	0.30	0.15	0.10		
— semences fraîchement pulv.									0.50	0.20	0.15		

DÉNOMINATION DES MÉDICAMENTS	QUANTITÉS DIVERSES	PRIX	QUANTITÉS DIVERSES	PRIX	500 gr.	250 gr.	100 gr.	30 gr.	10 gr.	5 gr.	1 gr.	0.50 gr.	0.10 gr.
Ciguë aquatique (Voir Phellandrie).													
Cinchonine et ses sels										2 »	0.50	0.30	0.10
Cinabre (sulfure rouge de mercure) pulv. . . .									1 »	0.40	0.25	0.10	
Cinq Racines (espèces diurétiques.							0.45	0.15	0.10				
Cire blanche.								0.30	0.15	0.10			
Citrate de caféine.										2 »	0.50	0.30	0.10
— de fer ammoniacal en paillettes									1.20	0.50	0.30	0.10	
— de magnésie vrai. . . .							1.50	0.60	0.25				
Clous fumants.	la pièce	0.05											
Coaltar émulsionné					2 »	1.20	0.75	0.30					
Coca, feuilles (*variable*) . . .							1.50	0.60	0.25	0.15			
Cocaïne (*variable*	5 cent.	0.40									2.50	1.25	0.30
Cochenille pulv.										0.25	0.10		
Codéine et ses sels (*variables*).	5 cent.	0.30									2.50	1.25	0.30
Coings (pépins de)								0.70	0.25	0.15			
Colchique, bulbes ou semences pulv.										0.20	0.10		
Cold-Cream.								0.40	0.15	0.10			
Collodion (élastique ou non).							2 »	0.80	0.30	0.20			
Colombo, racine								0.50	0.20	0.10			
— — pulv.									0.30	0.20	0.10		
Colophane pulv.								0.20	0.10				
Coloquinte pulv.									0.30	0.15			
Compresses de toile							1.40	0.50	0.20				

DÉNOMINATION DES MÉDICAMENTS	QUANTITÉS DIVERSES	PRIX	QUANTITÉS DIVERSES	PRIX	500 gr.	250 gr.	100 gr.	30 gr.	10 gr.	5 gr.	1 gr.	0.50 gr.	0.10 gr.
Compte-Gouttes calibré . . .	la pièce	0.50											
Condurango, écorce concassée							2.50	1. »	0.40	0.25			
— — pulv.							3.50	1.50	0.60	0.40	0.10		
Conicine (cicutine)	5 cent.	0.20											
Conserve de roses									0.30	0.20	0.10		
Consoude (grande), racine coupée							0.30	0.10	0.05				
Copahu							1.50	0.50	0.20	0.10			
— solidifié								0.60	0.25				
Coquelicot, fleurs (*variable*)								0.40	0.15				
Coriandre, semences							0.30	0.10	0.05				
Corne de cerf râpée							0.50	0.20	0.10				
— — calcinée et porphyrisée . .								0.40	0.20	0.10			
Coton iodé								1.50	0.75	0.50			
Coumarine											2.50	1.50	0.40
Courges (semences)							1. »	0.40					
Cousso, fleurs pulv.								2.50	1.25	0.75	0.25		
Craie préparée (carbonate de chaux).							0.75	0.25	0.10				
Crème de tartre (bitartrate de potasse) pulv.								0.20	0.10				
— de tartre soluble (tartrate borico-potassique).								0.50	0.20	0.15			
Créoline, ...							0.75	0.30	0 15				
Créosotal (carbonate de créosote).							10 »	4 »	1.50	0.80	0.25	0.20	

DÉNOMINATION DES MÉDICAMENTS	QUANTITÉS DIVERSES	PRIX	QUANTITÉS DIVERSES	PRIX	500 gr.	250 gr.	100 gr.	30 gr.	10 gr.	5 gr.	1 gr.	0.50 gr.	0.10 gr.
Créosote de houille									0.50	0.30	0.10		
— de bois de hêtre								2 »	0.80	0.50	0.15		
Cubèbe pulv. (*variable*)							4 »	2 »	0.75	0.30	0.20		
Cyanure de fer double (bleu de Prusse) pulv.										0.50	0.15		
— de fer et de potassium (cyanoferrure de potassium, prussiate jaune de potasse)								0.50	0.20	0.15			
— de fer et de quinine (hydroferro-cyanate de quinine)											1.50	0.75	0.20
— de mercure										0.90	0.20		
— de potassium pur										0.50	0.20		0.10
D													
Dattes					1.25	0.70	0.30	0.10					
Datura stramonium, feuilles mondées							0.50	0.20	0.10				
— — — pulv.										0.10			
Décoction blanche de Sydenham	litre.	1.75	1/2 lit.	1 »	1 »	0.75	0.50						
Dermatol (gallate bas. de bismuth)										2.50	1 »	0.60	0.15
Deuto-Chlorures, deuto-iodures. (*Voir* Chlorures, Iodures.)													
Dextrine					1.25	0.70	0.35	0.15					
Diascordium, électuaire									0.60	0.25	0.15		
Diastase (maltine)									4 »	2 »	0.60	0.40	0.10

DÉNOMINATION DES MÉDICAMENTS	QUANTITÉS DIVERSES	PRIX	QUANTITÉS DIVERSES	PRIX	500 gr.	250 gr.	100 gr.	30 gr.	10 gr.	5 gr.	1 gr.	0.50 gr.	0.10 gr.
Digestif simple, onguent							1 »	0.50					
— animé								0.70					
Digitale pourprée, feuilles mondées									0.40				
— — — polv.										0.20	0.10		
Digitaline amorphe chloroformique	1 cent.	0.15											1 »
— cristallisée	1 cent.	0.75	0gr.05	3 »									
— (solution du Codex au millième)	50 gout.	0.40						5 »	2 »	1.25	0.40		
Dijodoforme									3 »	2 »	0.60		
Diméthyloxyquizinine (antipyrine ou analgésine)								4 »	1.50	0.75	0.20	0.10	
Diurétine									3 50	2 »	0.50	0.30	
Douce-Amère, tiges coupées							0.30	0.10	0 05				
Dragées d'aloès	les 10	0.20											
— de bromure de camphre	les 25	1.50	les 50	2.50									
— de chloral	les 10	0.80											
— de copahu, de copahu et cubèbe, et analogues	les 10	0.40	les 50 les 100	1.50 2.50									
— d'ergotine à 20 cent.	id.	1 »	les 30	2.50									
— de fer réduit, d'iodure de fer, de lactate de fer, de protochlorure de fer	id.	0 30	les 100	2.50									
— de santonine	les 6	0.10											
Dubolsine	1 cent.	0.40											2 »

DÉNOMINATION DES MÉDICAMENTS	QUANTITÉS DIVERSES	PRIX	QUANTITÉS DIVERSES	PRIX	500 gr.	250 gr.	100 gr.	30 gr.	10 gr.	5 gr.	1 gr.	0.50 gr.	0.10 gr.
E													
Eau albumineuse	litre.	1.50	1/2lit.	1 »	1 »								
— blanche (Codex)	id.	0.50	id.	0.30	0.30	0.20	0.10						
— boriquée à 4 p. 100	id.	0.90	id.	0.60	0.60	0.40	0.20						
— camphrée						0.50	0.30	0.15					
— de chaux	id.	0.50	id.	0.30	0.30	0.25	0.15						
— chloroformée saturée						1.75	1 »	0.50	0.25				
— de Cologne (alcoolat de Cologne)						2.25	1 »	0.35	0.15	0.10			
— dentifrice						2.25	1 »	0.35	0.15	0.10			
— de gomme						0.40	0.15						
— de goudron	id.	0.50	id.	0.30	0.30	0.25	0.15						
— de Goulard (eau végéto-minérale)	id.	1.25	id.	0.70	0.70	0.50	0.25	0.10					
— hémostatique			id.	2 »	2 »	1.25	0.60						
— de mélisse des Carmes (alcoolat de mélisse comp.)	flacon	0.60			5.50	3 »	1.35	0.50	0.20	0.10			
— phagédénique					1.25	0.75	0.40	0.20					
— phéniquée à 1 p. 100 (Codex)	litre.	0.75	id.	0.50	0.50	0.30	0.15						
— — à 2 p. 100 (Codex)	id.	1 »	id.	0.70	0.70	0.40	0.20						
— — à 5 p. 100	id.	1.50	id.	1 »	1 »	0.70	0.40						
— de Rabel (alcool sulfurique, acide sulfur. alcoolisé)									0.20	0.10			
— sédative	id.	0.50	id.	0.30	0.30	0.20	0.10						
— de Sedlitz	bouteille	0.60											
— de Seltz	siphon	0.25	bouteille	0.30	0.30								
— végéto-minérale (eau de Goulard)	litre.	1.25	1/2lit.	0.70	0.70	0.50	0.25	0.10					

DÉNOMINATION DES MÉDICAMENTS	QUANTITÉS DIVERSES	PRIX	QUANTITÉS DIVERSES	PRIX	500 gr.	250 gr.	100 gr.	30 gr.	10 gr.	5 gr.	1 gr.	0.50 gr.	0 10 gr.
Eau-de-vie vieille	litre	4.75			3.25	1.90	0.80	0.30	0.10				
— -de-vie allemande (teinture de jalap composée) . . .					3.25	1 60	0.50	0.25	0.15				
— -de-vie camphrée (alcool camphré faible)	id.	1. »	1[2 lit.	2.20	2.60	1.40	0.65	0.20					
— -de-vie de gayac (teinture de bois de gayac)					2.25	1. »	0.35	0.15	0.10				
— vulnéraire spiritueuse (alcoolat vulnéraire)					2.25	1. »	0.35	0.15	0.10				
Eau distillée simple.	id.	0.40	id.	0.25	0.25	0.15	0.10	0.05					
— — d'absinthe, d'anis, d'armoise, de camomille, de laitue, de mélilot, de mélisse, de menthe, de plantain, de sureau de tilleul, de valériane, et autres que celles qui sont ci-après désignées.					0.60	0.30	0.10	0.05					
d'amandes amères ou de cerises noires					1. »	0.50	0.20	0.10	0.05				
— — de cannelle					1. »	0.50	0.20	0.10	0.05				
— -- de copahu ou de matico					1.20	0.70	0.30	0.15					
— — de fleurs d'oranger.					1. »	0.50	0.20	0.10	0.05				
— — de laurier-cerise . .					1. »	0.50	0.20	0.10	0.05				
— — de roses.					0.75	0.40	0.15	0.10	0.05				

DÉNOMINATION DES MÉDICAMENTS	QUANTITÉS DIVERSES	PRIX	QUANTITÉS DIVERSES	PRIX	500 gr.	250 gr.	100 gr.	30 gr.	10 gr.	5 gr.	1 gr.	0.50 gr.	0.10 gr.
EAUX MINÉRALES *(très variables)*													
Eau minérale naturelle d'Alet .	bout^{lle}	0.80											
— — d'Aulus	id.	0.80											
— — d'Auteuil	id.	0.40											
— — de La Bauche . .	id.	0.90											
— — de Birmenstorff .	id.	0.80											
— — de La Bourboule .	id.	0.90											
— — de Bonnes	3|4 lit.	1 »	1|2 lit. 0.90 1|4 lit. 0.70										
— — de Bussang	bout^{lle}	0.60											
— — de Carabana . . .	id.	0.75											
— — de Cauterets . . .	3|4 lit.	0.90	1|2 lit. 0.80 1|4 lit. 0.60										
— — de Challes	id.	0.95	1|2 lit. 0.80 1|4 lit. 0.60										
— — de Châteldon . . .	bout^{lle}	0.50											
— — de Condillac . . .	id.	0.50											
— — de Contrexeville .	id.	0.80											
— — de Couzan	id.	1 40											
— — d'Ems	cruch.	0.70	1|2 cruc. 0.50										
— — d'Enghien	3|4 lit.	0.65	1|2 lit. 0.50 1|4 lit. 0.45										
— — d'Évian	bout^{lle}	0.70											
— — de Friedrichshall .	id.	0.90											
— — d'Hunyadi-Janos .	id.	0.70											
— — de Kissingen . . .	id.	0.90											
— — de Labassère . . .	3|4 lit.	0 90	1|2 lit. 0.80 1|4 lit. 0.60										

DÉNOMINATION DES MÉDICAMENTS	QUANTITÉS DIVERSES	PRIX	QUANTITÉS DIVERSES	PRIX	500 gr.	250 gr.	100 gr.	30 gr.	10 gr.	5 gr.	1 gr.	0.50 gr.	0.10 gr.
Eau minérale naturelle de La Malou	bout^{lle}	0.80											
— — de Marcols	id.	0.70											
— — de Mont-Dore	3{4 lit.	0.90	1{2 lit. / 1{4 lit.	0.80 / 0.60									
— — de Montmirail	bout^{lle}	0.90											
— — de Nabias	id.	0.75											
— — d'Orezza	id.	1. »											
— — de Passy	id.	0.80											
— — de Plombières	id.	0.80											
— — de Pougues (St-Léger)	id.	0.75											
— — de Pullna	cruch.	0.70	1{2 cruc.	0.60									
— — de Renaison	bout^{lle}	0.40											
— — Royale-Hongroise	id.	0.80											
— — de Royat (César)	id.	0 75											
— — de Rubinat	id.	0.75											
— — de Saint-Alban	id.	0.40											
— — de Saint-Galmier	id.	0.35											
— — de Schwalheim	id.	0.60											
— — de Sedlitz	id.	0.90											
— — de Soulzmatt (Nessel)	id.	0.70											
— — de Valz (toutes sources)	id.	0.75											
— — de Vichy (Célestins, Grande-Grille, Haute-Rive, Hôpital, Lardy)	id.	0 75											
— — de Vichy (Larbaud, St-Yorre)	id.	0.70											

DÉNOMINATION DES MÉDICAMENTS	QUANTITÉS DIVERSES	PRIX	QUANTITÉS DIVERSES	PRIX	500 gr.	250 gr.	100 gr.	30 gr.	10 gr.	5 gr.	1 gr.	0.50 gr.	0.10 gr.
Eau minérale naturelle de Vichy (Parc et Mesdames).	bouteille	0.60											
— — de Villacabras. . . .	id.	0.90											
— — de Vittel.	id.	0.75											
Écorce de chêne concassée. .					0.80	0.50	0.25	0.10					
— — pulv. (tan).					1. »	0.60	0.30	0.15	0.05				
— de garou.	paquet	0.10											
— de grenades.						0.50	0.20	0.10					
— d'oranges amères. . .					1.20	0.60	0.20	0.10					
— d'orme pyramidal . .							0.45	0.15	0.10				
— de racine de grenadier sèche.							0.75	0.30	0.15				
— — — pulv. .								0.50	0.20	0.15			
Électuaire de copahu du Codex					6. »	2.50	1. »						
— diascordium							0.60	0.25	0.15				
— thériaque							0.60	0.25	0.15				
Élixir dentifrice.					2.25	1. »	0.35	0.15	0.10				
— de Garus.					2. »	1. »	0 35	0.15	0.10				
— de Gendrin.					4. »	2. »							
— de longue vie (teinture d'aloès composée. . .					1.80	0.90	0.35	0.15	0.10				
— parégorique (teinture d'opium camphrée). .						1.20	0.50	0.25	0.10				
de pepsine (Codex). . . .					6. »	3.50	1.50	0.70					

DÉNOMINATION DES MÉDICAMENTS	QUANTITÉS DIVERSES	PRIX	QUANTITÉS DIVERSES	PRIX	500 gr.	250 gr.	100 gr.	30 gr.	10 gr.	5 gr.	1 gr.	0.50 gr.	0.10 gr.
Elixir de Peyrilhe (teinture de gentiane alcaline)							1 »	0.35	0.15	0.10			
— de Stoughton (teinture d'absinthe composée .							1.10	0.40	0.20	0.10			
Ellébore blanc (vératre) pulv.									0.25	0.15	0.10		
— noir pulv.									0.25	0.15	0.10		
Émétique (tartrate de potasse et d'antimoine) pulv. .									0.70	0.40	0.15		0.10
Emplâtre Canet (onguent Canet)								0.10	0.15				
— de ciguë								0.40	0.15				
— diachylum								0.40	0.15				
— diapalme								0.40	0.15				
— du pauvre homme .	le roul.	0.75											
— de savon								0.40	0.15				
— de Vigo								0.50	0.20				
Emplâtres étendus sur peau ou sur sparadrap. (*Voir* le tarif des manipulations)													
Émulsion simple du Codex (lait d'amendes) . . .	litre.	1.50	1/2 lit.	1. »	1. »	0 60							
Encens en larmes (oliban) . .							0.20	0.10					
— — — pulv. . .							0 40	0.20	0.10				
Éponge préparée à la cire ou à la ficelle							3. »	1. »	0.60				
Ergot de Seigle pulv.								0.60	0.25				

DÉNOMINATION DES MÉDICAMENTS	QUANTITÉS DIVERSES	PRIX	QUANTITÉS DIVERSES	PRIX	500 gr.	250 gr.	100 gr.	30 gr.	10 gr.	5 gr.	1 gr.	0.50 gr.	0.1 gr.
Ergotine.									2.50	1.50	0.40	0 25	
Erysimum, feuilles mondées.							0.35	0.15	0 05				
Ésérine pure	1 cent.	0.25											1.2
Espèces amères							0.45	0.15	0.10				
— antilaiteuses							0.75	0.25	0.10				
— aromatiques							0.45	0.15	0.10				
— diurétiques (cinq racines)							0.45	0.15	0.10				
— émollientes							0.45	0.15	0.10				
— narcotiques							0.50	0.20	0.10				
— pectorales (fleurs pectorales)						1.75	0.75	0.25	0.10				
— sudorifiques							0.60	0.20	0.10				
— vulnéraires (thé suisse)	1/2 rout.	0.20					0.50	0.20	0.10				
Esprit de Mindererus (acétate d'ammoniaque liquide)									0.30	0.15	0.10	0.05	
Esprits (*Voir* Alcoolats).													
Essences (*Voir* Huiles volatiles)													
Éther acétique									1 »	0.40	0.25	0.10	
— amylnitreux (nitrite d'amyle)											0.75	0.20	
— bromhydrique (bromure d'éthyle)									4 »	1.50	0.90	0.20	
— chlorhydrique chloré									5 »	2. »	1.20	0.30	

DÉNOMINATION DES MÉDICAMENTS	QUANTITÉS DIVERSES	PRIX	QUANTITÉS DIVERSES	PRIX	500 gr.	250 gr.	100 gr.	30 gr.	10 gr.	5 gr.	1 gr.	0.50 gr.	0.10 gr.
Éther iodhydrique (iodure d'é- thyle)									2. »	1.25	0.30		
— nitrique								1. »	0.40	0.25	0.10		
— sulfurique (éther sim- ple) rectifié						3 »	1.50	0.60	0.30	0.20	0.10		
— sulfurique alcoolisé (li- queur d'Hoffmann)								0.50	0.25	0.15	0.10		
Éthérolés (teintures éthérées) (*Voir* aux teintures).													
Éthiops martial (oxyde noir de fer)								1. »	0.40	0.15	0.10		
— minéral (sulfure noir de mercure)									0.50	0.30	0.10		
Eucaïne A ou B (chlorhydrate)	5 cent.	0.30									3. »	1.75	0.50
Eucalyptol.								3. »	1.25	0.75	0.20		
Eucalyptus globulus, feuilles								0.50	0.20	0.10			
— — pulv.								0.60	0.25	0.15	0.10		
Euphorine									1. »	2.50	0.60	0.40	0.10
Évonymine											1. »	0.70	0.20
Exalgine (méthylacétanilide) .										2. »	0.50	0.20	
Extrait d'absinthe									0.70	0.40	0.10		
— d'aconit									0.90	0.50	0.15		
— d'aloès										0.25	0.10		
— d'arenaria rubra										1.50	0.40	0.25	
— d'armoise									0.70	0.40	0.10		
— de belladone									0.70	0.40	0.10		
— de cachou									0.70	0.40	0.10		
— de caïnça										1.50	0.40	0.25	

DÉNOMINATION DES MÉDICAMENTS	QUANTITÉS DIVERSES	PRIX	QUANTITÉS DIVERSES	PRIX	500 gr.	250 gr.	100 gr.	30 gr.	10 gr.	5 gr.	1 gr.	0.50 gr.	0.10 gr.
Extrait de cannabis indica										1.20	0.30	0.20	
— de cantharides										3 »	0.75	0.40	0.15
— de centaurée									0.70	0.40	0.10		
— de chanvre indien										1.20	0.30	0.20	
— de chicorée									0.70	0.40	0.10		
— de ciguë (grande)									0.75	0.50	0.15	0.10	
— de ciguë aquatique (phellandrie)										0.75	0.30	0.20	
— de coca									2.25	1 25	0.30	0.25	
— de colchique (bulbes ou semences)										0.75	0.30	0.20	
— de colombo									1.50	0.90	0.30	0.20	
— de coloquinte											0.40	0.25	
— de convallaria maïalis (muguet)										1.50	0.40	0.25	
— de cubèbes (éthéré) (*variable*)									3.50	2 »	0.50	0.30	
— de datura stramonium									0.75	0.50	0.15	0.10	
— de digitale									0.75	0.50	0.15	0.10	
— de douce-amère									0.70	0.40	0.10		
— éthéré de cubèbes									3.50	2 »	0.50	0.30	
— de fiel de boeuf									0.90	0.50	0 15		
— de fougère mâle (huile éthérée)										1.75	0.40		
— de fumeterre									0.70	0.40	0.10		
— de gayac									0.90	0.50	0.15		
— de genièvre (rob de genièvre)								0.50	0.20	0.10	0.05		
— de gentiane									0.60	0.30	0.10		

DÉNOMINATION DES MÉDICAMENTS	QUANTITÉS DIVERSES	PRIX	QUANTITÉS DIVERSES	PRIX	500 gr.	250 gr.	100 gr.	30 gr.	10 gr.	5 gr.	1 gr.	0.50 gr.	0.10 gr.
Extrait d'hamamélis										1.20	0.30	0.20	
— de houblon										0 75	0.20	0.10	
— d'ipécacuanha												0.50	0.20
— de jusquiame									0.75	0.50	0.15	0 10	
— de kola									2.25	1.25	0.30	0.30	
— de lactucarium											0.75	0.50	0.20
— de laitue (thridace)									0.70	0.40	0.10		
— de matico									1.75	1. »	0.25	0.15	
— de ményanthe (trèfle d'eau)									0.70	0.40	0.10		
— de monésia									2 »	1.25	0.30	0 20	
— de muguet (convallaria maïalis)										1.50	0.40	0.25	
— de noix vomique											0.40	0.25	
— de noyer (feuilles)									0.70	0.40	0.10		
— d'opium (ou thébaïque) (variable)										2 »	0.50	0.30	0.10
— de pavots blancs									0.90	0.60	0.15	0.10	
— de phellandrie (ciguë aquatique)										0 75	0.30	0.20	
— de pissenlit (taraxacum)									0.70	0.40	0.10		
— de polygala											0.50	0.30	0.10
— de quassia amara										2 »	0.50	0.30	
— de quinquina gris mou								4 »	1.25	0.75	0.20	0.15	
— — — sec								5 »	2 »	1.20	0.30	0.20	
— — jaune									2 »	1.25	0.30	0.25	
— — rouge									3.50	2 »	0.50	0.30	

DÉNOMINATION DES MÉDICAMENTS	QUANTITÉS DIVERSES	PRIX	QUANTITÉS DIVERSES	PRIX	500 gr.	250 gr.	100 gr.	30 gr.	10 gr.	5 gr.	1 gr.	0.50 gr.	0.10 gr.
Extrait de ratanhia									1.75	1. »	0.25	0.15	
— de réglisse									0.60	0.40	0.10		
— de rhubarbe									2.50	1.50	0.40	0.25	
— de salseparcille								1. »	1.50	0.90	0.20	0.10	
— de saponaire									0.70	0.40	0.10		
— de saturne (sous-acétate de plomb liq.)					1.20	0.60	0.30	0.10	0.05				
— de scille									0.90	0.60	0.15	0.10	
— de seigle ergoté										1 50	0.40	0.25	
— de stigmates de maïs									1 25	0.90	0.20	0.15	
— de stramoine (datura)									0.75	0.50	0.15	0.10	
— de sureau (rob de sureau)										0.20	0 05		
— de taraxacum (pissenlit)									0.70	0.40	0.10		
— thébaïque (ou d'opium) (*variable*)										2. »	0.50	0.30	0.10
— de trèfle d'eau (ményanthe)									0.70	0.40	0.10		
— de valériane									0.70	0.40	0.10		
Extraits Fluides Américains (représentant leur poids de substance).													
Extrait Fluide de cascara sagrada										1.50	0.75	0.50	
— — de coca									3.50	1.50	0.75	0.40	
— — de grindelia robusta										2.50	0.90	0.50	
— — d'hamamelis										1.50	0.75	0.50	
— — d'hydrastis canadensis										2. »	0.90	0.50	
— — de kola									3. »	1.50	0.75	0.40	
— — de quinquina pour 1 litre de vin	la dose	0.75											
— — de viburnum										1.50	0.75	0.50	

DÉNOMINATION DES MÉDICAMENTS	QUANTITÉS DIVERSES	PRIX	QUANTITÉS DIVERSES	PRIX	500 gr.	250 gr.	100 gr.	30 gr.	10 gr.	5 gr.	1 gr.	0.50 gr.	0.10 gr.
F													
Farine de lin					0.30	0.20	0.10						
— de moutarde					0.60	0.30	0.20						
— résolutive					1 »	0.60	0.30	0.15					
— de riz					0.90	0.50	0.25	0.10					
Fécule de pommes de terre	le kil.	1. »			0.60	0.35	0.20	0.10					
Fenouil, racine							0.30	0.10	0.05				
— semences							0.45	0.15	0.10				
Fer dialysé								1.20	0.50	0.30			
— porphyrisé								0.60	0.40	0.25	0.05		
— réduit par l'hydrogène									0.90	0.50	0.15		
Ferropyrine									5 »	3. »	0.75		
Fève de Saint-Ignace pulv.										0.50	0.15		
Figues violettes					1 »	0.60	0.30	0.10					
Fleurs pectorales (espèces pectorales)						1.25	0.60	0.25	0.10				
Follicules de séné								0.40	0.15	0.10			
Formaldéhyde (formol, solution à 40 0/0)					5 »	3 »	1.50	0.65	0.25	0.15	0.10		
Fougère mâle, racine							0.30	0.10					
— — — pulv.									0.15	0.10			
Fragon (petit houx), racine							0.30	0.10	0.05				
Fraisier, racine							0.30	0.10	0.05				
Frêne, feuilles mondées							0.35	0.15	0.05				
Fruits pectoraux (quatre fruits)					1. »	0.60	0.30	0.10					
Fucus crispus (carragahen, mousse perlée)							0.50	0.20	0.10				

DÉNOMINATION DES MÉDICAMENTS	QUANTITÉS DIVERSES	PRIX	QUANTITÉS DIVERSES	PRIX	500 gr.	250 gr.	100 gr.	30 gr.	10 gr.	5 gr.	1 gr.	0.50 gr.	0.10 gr.
Fucus vesiculosus							0.60	0.20	0.10				
Fumeterre, plante mondée							0.35	0.15	0.20				
G													
Gaïac (*Voir* Gayac)													
Gaïacol cristallisé								6. »	2.50	1.50	0.35		
Gallanol									2.50	0.60	0.40		
Gallate basique de bismuth (dermatol)								2.50	1. »	0.60	0.15		
Galle (noix de) pulv							0.90	0.30	0.15	0.10			
Gargarismes (adoucissant, aluné, boraté, détersif et au chlorate de potasse (Codex)	la dose	1 »											
Garou (sain-bois), écorce	paquet	0.10											
Gayac rapé et tamisé							0.60	0.30	0.10				
— pulv							1. »	0.50	0.20	0.10			
— (résine de) pulv								0.50	0.20	0.15	0.10		
Gaze Chiffon (taffetas chiffon)	1m »	5 »	0m50	3. »									
Gélatine grossièrement pulv. pour bains	1 kil.	3. »					1.60	0.80	0.40	0.15			
Genêt, fleurs							0.80	0.30	0.10				
Genièvre, baies							0.50	0.25	0.10				
Gentiane, racine							0.30	0.10	0.05				
— pulv								0.20	0.15	0.10			
Germandrée (petit-chêne), feuilles							0.35	0.15	0.05				

DÉNOMINATION DES MÉDICAMENTS	QUANTITÉS DIVERSES	PRIX	QUANTITÉS DIVERSES	PRIX	500 gr.	250 gr.	100 gr.	30 gr.	10 gr.	5 gr.	1 gr.	0.50 gr.	0.10 gr.
Gingembre gris pulv.							1. »	0.40	0.15				
Glycérine blanche à 28°.	litre	3.75	1/2 lit.	2. »	1.75	1. »	0.50	0.20	0.10				
— — à 30°.						1.25	0.60	0.25	0.10				
Glycérolé d'amidon.						2.50	1.20	0.50	0.20				
Glycérophosphate de chaux.								4. »	1.50	0.75	0.25	0.15	
— — granulé (sucré).								3. »	1.50	0.60			
— — de potasse ou de soude à 50 p. 100.								4.50	1.75	1. »	0.25	0.15	
— — de fer, de lithine ou de magnésie.									2.50	1.50	0.35	0.20	
Glycochloral (chloralose).										3. »	0.60	0.40	0.25
Gomme adragante pulv.										0.25	0.15		
— ammoniaque pulv.									0.30	0.20	0.10		
— arabique (*variable*).						1.20	0.60	0.20	0.10				
— — cassée et lavée (*variable*).						1.75	0.90	0.30	0.10				
— — pulv. (*variable*).							1.20	0.50	0.20	0.10			
— gutte pulv.									0.50	0.30	0.10		
— résine ammoniaque pulv.									0.30	0.20	0.10		
Goudron de Norvège.					0.75	0.40	0.20	0.10					
Gouttes amères de Baumé.									1. »	0.60	0.20		
— blanches de Gallard.									1.20	0.75	0.25		
— noires anglaises (gouttes des Quakers) (*variables*).								2. »	1.20	0.30	0.20		

DÉNOMINATION DES MÉDICAMENTS	QUANTITÉS DIVERSES	PRIX	QUANTITÉS DIVERSES	PRIX	500 gr.	250 gr.	100 gr.	30 gr.	10 gr.	5 gr.	1 gr.	0.50 gr.	0.10 gr.
Graine de lin mondée					0.50	0.25	0.15	0.05					
Graisse (axonge) benzinée ou populinée							0.60	0.20	0.10				
Grande Consoude, racine coupée							0.30	0.10	0.05				
Granules d'acide arsénieux (ou de Dioscoride), d'arséniate d'antimoine, de fer ou de soude, à un milligramme	les 10	0.30	les 50 les 100	1.25 2. »									
— d'aconitine, d'atropine, de digitaline, de valérianate d'atropine, de vératrine ou de tout autre alcaloïde, à un milligramme ou à une dose moindre	id.	0.50	les 50	1.75									
Grenade (écorce de)							0.50	0.20	0.10				
Grenadier (écorce de racine de), sèche							0.75	0.30	0.15				
— — pulv.								0.50	0.20	0.15			
Gruau					0.70	0.40	0.15	0.05					
Guarana (paullinia) pulv.									1.25	0.75	0.20		
Guimauve, fleurs						1.25	0.60	0.20	0.10				
— racine coupée					1.25	0.70	0.30	0.10	0.05				
— — pulv.							0.60	0.25	0.10	0.05			
Gutta-Percha laminée	le mètre	3. »	0m50 0m25	2. » 1 25									

H

DÉNOMINATION DES MÉDICAMENTS	QUANTITÉS DIVERSES	PRIX	QUANTITÉS DIVERSES	PRIX	500 gr.	250 gr.	100 gr.	30 gr.	10 gr.	5 gr.	1 gr.	0.50 gr.	0.10 gr.
Hélénine										5. »	1.20	0.80	0.25
Hémoglobine										1. »	0.60	0.20	

DÉNOMINATION DES MÉDICAMENTS	QUANTITÉS DIVERSES	PRIX	QUANTITÉS DIVERSES	PRIX	500 gr.	250 gr.	100 gr.	30 gr.	10 gr.	5 gr.	1 gr.	0.50 gr.	0.10 gr.
Hippurate de chaux									5 »	3 »	0.75	0.50	0.15
Hosties (pains azymes ou à chanter)	les 3	0.05											
Houblon, cônes							0.60	0.20	0.10				
Huile d'amandes douces (*variable*)							0.80	0.30	0.15				
— de belladone et autres digestion							0.75	0.25	0.10				
— blanche							0.50	0.20	0.10				
— de cade vraie								0.30	0.15				
— de camomille						1.50	0.75	0.25	0.10				
— — camphrée						1.50	0.75	0.25	0.10				
— camphrée						1.40	0.60	0.20	0.10				
— chloroformée (liniment au chloroforme)						1.30	0.60						
— de croton tiglium									2. »	1.20	0.30	0.20	
— d'épurge										1.25	0.40	0 25	0.10
— éthérée de fougère mâle										1 75	0 40		
— de foie de morue blonde ou brune	litre.	3 »	1|2 lit.	1.75	2. »	1 »	0.50	0.20					
— — blanche	id.	4 »	id.	2.50	2.50	1.50	0.70	0.30					
— — créosotée	1|2 lit.	2.50	1|2 b^lle	1.70	2.75	1 50	0.70						
— de jusquiame							0.75	0.25	0.10				
— de laurier							0.75	0.25	0.10				
— de lis								0.30	0.15				
— d'olive							0.50	0.20	0.10				
— phéniquée au centième							1 »	0.40					

DÉNOMINATION DES MÉDICAMENTS	QUANTITÉS DIVERSES	PRIX	QUANTITÉS DIVERSES	PRIX	500 gr.	250 gr.	100 gr.	30 gr.	10 gr.	5 gr.	1 gr.	0.50 gr.	0.10 gr.
Huile phosphorée.							2 »	1 »					
— de ricin ou de palma-christi.					2.50	1.50	0.75	0.25	0.10				
— de vaseline (vaseline liquide médicinale).							1 50	0.50	0.20	0.15			
Huile volatile d'absinthe.										0.75	0.20		
— — d'amandes amères.										1.20	0.30	0.20	
— — d'anis.										0.50	0.15		
— — de badiane (anis étoilé).										0.60	0.15		
— — de bergamote.										1 »	0.60	0.15	0.10
— — de cajeput.										1 »	0.60	0.15	0.10
— — de cannelle de Ceylan.										1 »	0.30	0.15	
— — de citron (par expression).										0.40	0.10		
— — d'eucalyptus.										0.80	0.50	0.15	
— — de fenouil.										0.50	0.30	0.10	
— — de genièvre.										0.40	0.10		
— — de girofle.										1 »	0.60	0.15	
— — de lavande fine.										0.40	0.25	0.10	
— — de menthe poivrée (anglaise).										1.25	0.30	0.15	
— — de moutarde.										2.50	0.60	0.40	
— — d'orange ou de Portugal.										0.40	0.10		

DÉNOMINATION DES MÉDICAMENTS	QUANTITÉS DIVERSES	PRIX	QUANTITÉS DIVERSES	PRIX	500 gr.	250 gr.	100 gr.	30 gr.	10 gr.	5 gr.	1 gr.	0.50 gr.	0.10 gr.
Huile volatile de romarin.									0.40	0.25	0.10		
— — de rue										0.60	0.15		
— — de sabine										0.50	0.15		
— — de santal									2.50	1.50	0.40	0.25	
— — de térébenthine rectifiée					2 »	1.25	0.60	0.20	0.10				
— — de thym									0.40	0.25	0.10		
— — de wintergreen vraie								3.50	1.25	0.75	0.25	0 15	
— — — artificielle (salicylate de méthyle).								2 »	0 50	0.30	0.15		
Hydrate de Chloral (chloral hydraté).							5 »	2. »	0.80	0.50	0.15		
Hydriodates (*Voir* Iodures) (*variables*)													
Hydrochlorate d'ammoniaque (sel ammoniac) blanc pulv.							0.90	0.30	0.15	0.10			
Hydrochlorate de morphine	5 cent.	0.15									1.60	0.90	0.25
Hydrocyanates, Hydroferrocyanates (*Voir* Cyanures).													
Hydrolats (*Voir* Eaux distillées).													
Hydrosulfates (*Voir* Sulfures.													
Hypéricum (millepertuis) sommités.							0.35	0.15	0.05				
Hypnal (chloral-antipyrine)								5 »	2 »	1.20	0.30		
Hypochlorites (*Voir* Chlorures).													

DÉNOMINATION DES MÉDICAMENTS	QUANTITÉS DIVERSES	PRIX	QUANTITÉS DIVERSES	PRIX	500 gr.	250 gr.	100 gr.	30 gr.	10 gr.	5 gr.	1 gr.	0.50 gr.	0.10 gr.
Hypophosphite d'ammoniaque, de chaux, de magnésie, de soude. . . .										0.60	0.15		
— de quinine.											3 »	1.75	0.50
Hyposulfite de soude . . , . .							0.90	0.30	0.10				
Hysope, feuilles mondées . . .							0.45	0.15	0.05				
I													
Ichthyol.								3 »	1.25	0.75	0.25		
Iode (*variable*)								1 »	0.50	0.25	0.10		
Iodhydrates (*Voir* Iodures). (*variables*).													
Iodo-Chlorure de mercure. (sel de Boutigny). . .											0.25		
Iodoforme								3.50	1.50	1. »	0.20	0.10	0.05
Iodol									3.50	2 »	0.40	0.20	0.10
Iodo-Thymol (aristol, thymol biiodé).									2 »	1.25	0.30	0.15	0.10
IODURES *très variables*													
Iodure d'amidon										0.50	0.15		
— d'ammonium								3.50	1.25	0.75	0.20		
— de calcium.								3.50	1.25	0 75	0.20		
— d'éthyle (éther iodhydrique).									2 »	1.25	0.30		
— (proto-) de fer. . . .										0.50	0.15		
— — de fer et de manganèse.									1.75	1 »	0.25		

DÉNOMINATION DES MÉDICAMENTS	QUANTITÉS DIVERSES	PRIX	QUANTITÉS DIVERSES	PRIX	500 gr.	250 gr.	100 gr.	30 gr.	10 gr.	5 gr.	1 gr.	0.50 gr.	0.10 gr.
Iodure (proto-) de mercure									1.25	0.75	0.20		
— (bi-) —									1.25	0.75	0.20		
— de plomb									1. »	0.60	0.15		
— de potassium							6. »	2. »	0.75	0.50	0.10		
— de sodium								2.25	1. »	0.50	0.10		
— de soufre										0.90	0.20		
— de strontium									4. »	1.50	0.90	0.20	
Ipécacuanha, racine pulv.									1. »	0.60	0.15	0.10	
Iris de Florence, racine							0.45	0.15	0.10				
— — — pulv.							0.25	0.10					
J.													
Jaborandi concassé									0.60	0.40	0.10		
Jalap, racine pulv.									0.70	0.40	0.10		
Jujubes							0.30	0.10					
Julep gommeux (potion gommeuse)	la dose	0.60					0.50						
— simple	id.	0.50					0.40						
— béchique (potion béchique ou pectorale)	id.	0.70					0.60						

DÉNOMINATION DES MÉDICAMENTS	QUANTITÉS DIVERSES	PRIX	QUANTITÉS DIVERSES	PRIX	500 gr.	250 gr.	100 gr.	30 gr.	10 gr.	5 gr.	1 gr.	0.50 gr.	0 10 gr.
Jusquiame, feuilles mondées							0.50	0.20	0.10				
— — pulv.										0.20	0.10		
K													
Kermès minéral	5 cent.	0.05									1.20	0.30	0.20
Kola pulv.							3. »	1.20	0.50	0.30	0.10		
— granulé						5. »	2.50	1. »					
Kousso, fleurs pulv.								2.50	1.25	0.75	0.25		
L													
Lactate de fer											0.50	0.15	
— de magnesie											0.50	0.15	
— de quinine											1.50	0.90	0.25
— de soude											0.50	0.15	
— de strontiane										0.90	0.50	0.15	
— de zinc											0.50	0.15	
Lactine (sucre de lait) pulv.					3. »	1.75	0.90	0.30	0.15	0.10			
Lactophénine (phénolactine)								9. »	3.50	2. »	0.40	0.25	
Lacto-phosphate de chaux.							3.50	1 50	0.60	0.40	0.10		
Lactose (sucre de lait) pulv.					2.50	1.50	0.60	0.20	0.10	0.05			
Lactucarium											1.20	0.30	0.20

DÉNOMINATION DES MÉDICAMENTS	QUANTITÉS DIVERSES	PRIX	QUANTITÉS DIVERSES	PRIX	500 gr.	250 gr.	100 gr.	30 gr.	10 gr.	5 gr.	1 gr.	0.50 gr.	0.10 gr.
Lait d'amandes édulcoré (émulsion simple)	litre	1.50	1/2 lit.	1. »	1. »	0.60							
Lanoline						4. »	1.50	0.60	0.25	0.15			
Laudanum de Rousseau (*variable*)								2. »	0.75	0.40	0.10		
— de Sydenham (*variable*)							5 »	2. »	0.75	0.40	0.10		
Lavande, fleurs							0.60	0.20	0.10				
Lavement purgatif (Codex)	la dose	0.75											
Lichen d'Islande							0.30	0.10	0.05				
Lierre terrestre, feuilles mondées							0.35	0.15	0.05				
Limaille de fer porphyrisée								0.60	0.40	0.25	0.05		
Limonade azotique (nitrique), chlorhydrique, citrique, sulfurique, tartrique et autres analogues	litre	1. »	1/2 lit.	0.60	0.60								
— purgative au citrate de magnésie à 60 grammes et au-dessous			id.	1.25									
Au-dessus de 60 grammes, ajouter à 1 f.25 la somme de 0 f.25 par chaque 10 grammes ou fraction de 10 grammes													
Lin (graine de) mondée					0.50	0.25	0.15	0.05					
Linge fenêtré					6. »	3.50	1 75	0.60	0.25				
Liniment ammoniacal ou volatil (Codex)							0.90	0.40					
— — camphré (Codex)							0.90	0.40					
— au chloroforme (Codex)							1.30	0.60					
— narcotique							1.80	0.70					
— oléo-calcaire					2.50	1.50	0.75	0.25					
— de Rosen						4.25	2.10	0.75					
— térébenthiné						1.50	0.75	0.25	0.10				

DÉNOMINATION DES MÉDICAMENTS	QUANTITÉS DIVERSES	PRIX	QUANTITÉS DIVERSES	PRIX	500 gr.	250 gr.	100 gr.	30 gr.	10 gr.	5 gr.	1 gr.	0.50 gr.	0.10 gr.
Liqueur arsenicale de Boudin							0.75	0.30	0.20				
— — de Fowler								0.90	0.10	0.25	0.10		
— — de Pearson								0.75	0.30	0.20	0.05		
— de Fehling							2.50	1 »	0.40				
— de goudron concentrée						1 »	0.50						
— d'Hoffmann (éther sulfurique alcoolisé)								0.50	0.25	0.15	0.10		
— de Labarraque (hypochlorite ou chlorure de soude)	litre.	1.10	1/2 lit.	0.60	0.60	0.40	0.20	0.10					
— de Van Swiéten	id.	1.50	id.	1 »	1 »	0.60	0.30						
— de Villatte						1.50	0.75	0.25					
Litharge (oxyde de plomb)							0.40	0.20	0.10				
Looch blanc	looch.	1 »	1/2 looch	0.75									
— gommeux ou huileux	la dose	1 »					0.75						
Lupuline									0.60	0.40	0.10		
Lycétol (tartrate de diméthyl-pipérazine)									10 »	6 »	1.50	0.90	
Lycopode								0.30	0.15				
M													
Magistère de bismuth (sous-nitrate de bismuth) (*variable*)							3.50	1.50	0.60	0.30	0.10		
— de souffre (souffre précipité)							1.50	0.60	0.25	0.15	0.10		

DÉNOMINATION DES MÉDICAMENTS	QUANTITÉS DIVERSES	PRIX	QUANTITÉS DIVERSES	PRIX	500 gr.	250 gr.	100 gr.	30 gr.	10 gr.	5 gr.	1 gr.	0.50 gr.	0.10 gr.
Magnésie calcinée							1.50	0.60	0.25	0.15	0.10		
Maltine (diastase)									4 »	2.50	0.60	0.40	0.10
Manganate (per-) de potasse								1.20	0.50	0.30	0.10		
Manne en larmes (*variable*)							1.75	0.50	0.20				
— en sortes (*variable*)								0.25	0.15				
Mannite								1 »	0.50	0.30	0.10		
Matico, feuilles								0.60	0.25				
— — pulv.								0.75	0.35				
Mauve, feuilles							0.35	0.15	0.05				
— fleurs (*variables*)							1.75	0.75	0.30	0.10			
Médecine noire (potion purgative)	la dose	1.25											
Mélilot, sommités fleuries							0.60	0.20	0.10				
Mélisse, feuilles mondées							0.15	0.15	0.10				
Mellite simple (sirop de miel)							0.75	0.35	0.15				
— de mercuriale (miel mercurial)							0.60	0.20	0.10				
— de roses rouges (miel rosat)							0.90	0.30	0.15				
— de scille (miel scillitique)							1.50	0.75	0.25	0.10			
Menthe poivrée, feuilles mondées							1.50	0.75	0.25	0.10			
Menthol											1 »	0.25	0.15
Ményanthe (trèfle d'eau) feuilles							0.45	0.15	0.10				
Mercuriale, feuilles							0.35	0.15	0.05				

DÉNOMINATION DES MÉDICAMENTS	QUANTITÉS DIVERSES	PRIX	QUANTITÉS DIVERSES	PRIX	500 gr.	250 gr.	100 gr.	30 gr.	10 gr.	5 gr.	1 gr.	0.50 gr.	0.10 gr.
Méthylacétanilide (exalgine)										2 »	0.50	0.30	
Microcidine (naphtolate de soude)									0.75	0.50	0.15		
Miel blanc du Gâtinais					1.25	0.70	0.30	0.10					
— commun ou de Bretagne						0.50	0.20	0.10					
— mercurial (mellite de mercuriale)							0.60	0.20	0.10				
— rosat (mellite de roses rouges)							0.90	0.30	0.15				
— scillitique (mellite de scille)						1.50	0.75	0.25	0 10				
Millefeuille, sommités fleuries							0.75	0.15	0.10				
Millepertuis (hipericum), sommités							0.35	0.15	0.05				
Minium (oxyde de plomb)							0.40	0.20	0.10				
Moelle de bœuf préparée							1.20	0.50	0.20				
Molène (bouillon blanc), feuilles							0.35	0.15	0.05				
— — fleurs							0.90	0.30	0.10				
Morelle, feuilles mondées							0.40	0.15	0.10				
Morphine et ses sels	5 cent.	0.15									1.20	0.60	0.25
Mouche de Milan	la pièce	0.20											
Mouche d'opium. (*Voir* Emplâtres au Tarif des manipulations).													
Mousse de Corse (helminthocorton)							0.45	0.15	0.10				
— perlée (carragahen, fucus crispus)							0.50	0.20	0.10				

DÉNOMINATION DES MÉDICAMENTS	QUANTITÉS DIVERSES	PRIX	QUANTITÉS DIVERSES	PRIX	500 gr.	250 gr.	100 gr.	30 gr.	10 gr.	5 gr.	1 gr.	0.50 gr.	0.10 gr.
Moutarde blanche, semences mondées.					1. »	0.60	0.30	0.10					
— ou sinapismes en feuilles	la feuille	0.15	les 10	1 25									
Mucilage de gommes, de semences de lin ou de coing ou de psyllium.								0.30	0.20				
Muse (*variable*)	5 cent.	0.75									7. »	3.50	1. »
Muscades (noix)								1.20	0.50	0 30	0.10		
Myrrhe pulv.									0.20	0.15			
Myrte. feuilles							0 50	0.20	0 10				
N													
Naphtaline									0.40	0.25	0.10		
Naphtol-alpha							—	3. »	1. »	0.60	0.15		
— bêta								1.50	0.70	0.50	0.15		
— camphré								1.50	0.60	0.40			
Naphtolate de soude (microcidine)									0.75	0.50	0.15		
Narcéine	5 cent.	0.50										2. »	0.75
Nicotiane (tabac), feuilles mondées.							0.50	0.20	0.10				
Nitrate (azotate) d'aconitine.	1 millg.	0.20	1 cent.	0.10									1.75
— — d'argent cristallisé ou fondu.										1.25	0.30	0.20	0.10

DÉNOMINATION DES MÉDICAMENTS	QUANTITÉS DIVERSES	PRIX	QUANTITÉS DIVERSES	PRIX	500 gr.	250 gr.	100 gr.	30 gr.	10 gr.	5 gr.	1 gr.	0.50 gr.	0.10 gr.
Nitrate (azotate) (sous-) de bismuth (*variable*).							3.50	1.50	0.60	0.30	0.10		
— — (sous-deuto-) de mercure (turbith nitreux).									0.50	0.30	0.15	0.10	
— — (deuto-) de mercure liquide concentré (nitrate acide de mercure).									0.30	0.20	0.10		
— — de pilocarpine (*variable*).	1 cent.	0.25										3 »	0.80
— — de potasse (sel de nitre) pulv.									0.15	0.10	0.05		
Nitrite d'amyle (éther amyl-nitreux).										0.75	0.20		
Nitroglycérine (trinitrine) en solution au 100e.									2 »	1.20	0.30		
Noix de Galle pulv.								0.90	0.30	0.15	0.10		
— de kola pulv.							3 »	1.20	0.50	0 30	0.10		
— vomique pulv.									0.80	0.50	0.15	0.10	
Noyer, feuilles mondées.							1 »	0.60	0.30	0.10			
O													
Œuf.	la pièce	0.15											
Œillère.	id.	0.10											
Oliban (encens) en larmes.									0.20	0.10			
— — pulv.									0.40	0.20	0.10		

DÉNOMINATION DES MÉDICAMENTS	QUANTITÉS DIVERSES	PRIX	QUANTITÉS DIVERSES	PRIX	500 gr.	250 gr.	100 gr.	30 gr.	10 gr.	5 gr.	1 gr.	0.50 gr.	0.10 gr.
Onguent d'Althæa							0.75	0.25	0.10				
— basilicum ou suppuratif							0.50	0.20	0.10				
— Canet (emplâtre Canet)								0.40	0.15				
— citrin (pommade citrine)					3.50	2. »	0.90	0.30	0.10				
— digestif simple							1. »	0.50					
— — animé								0.70					
— de laurier							0.75	0.25	0.10				
— mercuriel double (onguent napolitain) (*variable*)						3. »	1.25	0.50	0.20				
— mercuriel simple (onguent gris)					2.50	1.40	0.60	0.20	0.10				
— — belladoné à 1 p. 30								1. »	0.50				
— de la mère								0.25	0.10				
— populeum					2.50	1.50	0.75	0.25	0.10				
— styrax							0.75	0.30	0.10				
Opiat antiblennorrhagique (élect. de copahu du Codex)						6. »	2.50	1. »					
Opium pulv. (*variable*)									1. »	0.25	0.15		
Oranges amères, écorces						1.20	0.60	0.20	0.10				
Oranger, feuilles					2.50	1.40	0.60	0.20	0.10				
— fleurs									0.30	0.15			
Orge mondé ou perlé	125gr.	0.15			0.55	0.30	0.15	0.05					
Orme pyramidal, écorce							0.45	0.15	0.10				

DÉNOMINATION DES MÉDICAMENTS	QUANTITÉS DIVERSES	PRIX	QUANTITÉS DIVERSES	PRIX	500 gr.	250 gr.	100 gr.	30 gr.	10 gr.	5 gr.	1 gr.	0.50 gr.	0.10 gr.
Orthoforme									3.50	2. »	0.50	0.30	
Ortie blanche, fleur mondée (*variable*)							2. »	0.75	0.30	0.15			
Ouate en petites feuilles	la feuille	0.10											
— iodée								2. »	0.80	0.50			
Oxalate de fer								1.20	0.50	0.30	0.10		
Oxyde de bismuth (sous-nitrate de bismuth) (*variable*)							3.50	1.50	0.60	0.30	0.10		
— blanc d'antimoine (antimoine diaphorétique)									0.25	0.15	0.10		
— de cuivre (noir)									0.80	0.50	0.15		
— (sesqui-) de fer (s.-carbonate de fer, safran de mars apéritif)									0.35	0.15	0.10		
— — gélatineux							3. »	2. »	0.75				
— de fer (noir) (éthiops) martial								1 »	0.40	0 15	0.10		
— de magnésium (magnésie calcinée)							1.75	0.70	0 25	0.15	0.10		
— de mercure (précipité rouge ou jaune)									0.70	0.40	0.10		
— de plomb (litharge ou minium)								0.40	0.20	0.10			
— de zinc sublimé (fleurs de zinc)								1.50	0.60	0.25	0.15		
Oxygène (en ballon)	10 lit.	1. »	30 lit.	2.50									
Oxymel simple									0.50	0.15	0.10		
— scillitique									0.75	0.25	0.10		

DÉNOMINATION DES MÉDICAMENTS	QUANTITÉS DIVERSES	PRIX	QUANTITÉS DIVERSES	PRIX	500 gr.	250 gr.	100 gr.	30 gr.	10 gr.	5 gr.	1 gr.	0.50 gr.	0.10 gr.
P													
Pains azymes ou à chanter (hosties)	les 3	0.05											
Pancréatine pure									3. »	1.75	0.40	0.25	
Pansement de Lister ou antiseptique. (*Voir* à la fin du Tarif)													
Papaïne									3. »	1.75	0.40	0.25	
Papier brouillard	3 feuilles	0.05											
— à cautères	boîte	0.50											
— chimique	le rouleau	1.50	1j2 r.	0.75									
— compresses	les 100	1. »											
— épispastique ou à vésicatoires	boîte	0.75											
— nitré . . . le décimètre carré		0.20											
Paquets de sublimé coloré (formule de l'Académie)	paquet	0 15	les 5 les 10	0.60 1. »									
Paraldéhyde									1.25	0.75	0.20		
Pariétaire, feuilles mondées							0.35	0.15	0.05				
Pas-d'Ane (tussilage), fleurs						1.50	0.75	0.25	0.10				
Pastilles de baume de tolu						1.50	0.60	0.20	0.10				
— de bi-carbonate de soude (ou de Vichy)						1.10	0.60	0.20	0.10				
— de bismuth (sous-nitrate de)							0.90	0.30	0.15				
— de borate de soude						1.50	0.60	0.20	0.10				
— — et cocaïne							1. »	0.40	0.20				

8

DÉNOMINATION DES MÉDICAMENTS	QUANTITÉS DIVERSES	PRIX	QUANTITÉS DIVERSES	PRIX	500 gr.	250 gr.	100 gr.	30 gr.	10 gr.	5 gr.	1 gr.	0.50 gr.	0.10 gr.
Pastilles de calomel	les 3	0.05											
— de charbon						1.75	0.75	0.25	0.10				
— de chlorate de potasse						1.50	0.60	0.20	0.10				
— — et cocaïne							1. »	0.40	0.20				
— — comprimées								0.75	0.30				
— de cocaïne à 1 mil.						2.50	1. »	0.40	0.20				
— ferrugineuses du Codex au tartrate de potasse et de fer ou au citrate de fer							1.25	0.50	0.20				
— de gomme						1.50	0.60	0.20	0.10				
— de guimauve						1.50	0.60	0.20	0.10				
— d'ipécacuanha						1.75	0.75	0.25	0.10				
— de kermès						1.75	0.75	0.25	0.10				
— de lactate de fer							1.20	0.40	0.15				
— de magnésie						2. »	0.90	0.30	0.15				
— de manne à la goutte							1.20	0.40	0.15				
— de menthe à la goutte						1.50	0.60	0.20	0.10				
— — anglaise						2.50	1. »	0.40	0.15				
— de phosphate de fer							1.20	0.40	0.15				
— de rhubarbe						1.50	0.60	0.20	0.15				
— — comprimées						3.50	1.50	0.60	0.40				
— de saccharine à 0 gr. 025								5 »	2 »	1.20			
— de santonine	les 6	0.10											
— de soufre						1.40	0.60	0.20	0.10				
— de tolu						1.50	0.60	0.20	0.10				

DÉNOMINATION DES MÉDICAMENTS	QUANTITÉS DIVERSES	PRIX	QUANTITÉS DIVERSES	PRIX	500 gr.	250 gr.	100 gr.	30 gr.	10 gr.	5 gr.	1 gr.	0.50 gr.	0.10 gr.
Pastilles de Vichy (ou de bicarbonate de soude)						1.10	0.60	0.20	0.10				
Pâtes de guimauve, de jujubes de lichen et de réglisse						1.50	0.60	0.20	0.10				
Pâte de Canquoin (caustique de Canquoin)								0.75	0.40				
Patience, racine							0.30	0.10	0.05				
Paullinia (guarana) pulv.									1.25	0.75	0.20		
Pavots moyens	la pièce	0.05											
Pêcher, fleurs							0.75	0.25	0.10				
Pelletiérine (sulfate) dose de	0gr.30	1 »											
Pensée sauvage, plante mondée							0.10	0.15	0.05				
— — fleurs							0.75	0.25	0.10				
Pépins de coings (semences de coings)							1.75	0.70	0.25	0.15			
Pepsine amylacée								2.50	1 »	0.50	0.10	0.05	
— extractive								3.50	1.60	1 »	0.20	0.10	
Peptone liquide					6 »	2.50	1 »						
— sèche					15.»	7. »	2 50	0.90	0.50				
Perchlorure de fer liquide à 30°							1.50	0.60	0.25	0.15	0.10		
Perles (*Voir* Capsules)													
Permanganate de potasse							1.20	0.50	0.30	0.10			
Peroxydes (*Voir* Oxydes)													
Pervenche, feuilles mondées							0.35	0.15	0.05				
Pessaires en gomme, ronds ou ovales	la pièce	1.25											

DÉNOMINATION DES MÉDICAMENTS	QUANTITÉS DIVERSES	PRIX	QUANTITÉS DIVERSES	PRIX	500 gr.	250 gr.	100 gr.	30 gr.	10 gr.	5 gr.	1 gr.	0.50 gr.	0.10 gr.
Petit-Chêne (germandrée), flles mondées.							0.35	0.15	0.05				
Petit-Houx (fragon), racine.							0.30	0.10	0.05				
Petit Lait	1|2 lit.	1. »			1. »	0.75	0.50						
— de Weiss	id.	1.25			1.25	0.90							
Phellandrie (ciguë aquatique), semence.							1.20	0.40	0.20	0.10			
— — — pulv.								1. »	0.40	0.25	0.10		
Phénacétine (acétphénétidine, phénédine).								4 »	1.50	1. »	0.25	0.15	
Phénate de soude (phénol sodique)							1.20	0.60	0.25				
Phénédine (phénacétine)								4 »	1.50	1 »	0.25	0.15	
Phénol (acide phénique) cristallisé.					3 »	1.60	1 »	0.50	0.20	0.10			
— — neige ou chimiquement pur.					7. »	4. »	2 »	0.75	0 45	0.30	0.10		
— liquide ordinaire	le kilo	1.60			0.90	0.50	0.25	0.10					
Phénolactine (lactophénine).								9 »	3.50	2. »	0.40	0.25	
Phosphate de chaux basique préparé.							2. »	1. »	0.40	0.20	0.10		
— — acide ou monobasique.							3. »	1.50	0.60	0.30	0.15	0.05	
— — en solution à 25 p. 1,000 (formule de la Société de pharmacie de Paris)	litre	3 »	1|2 lit.	1.75	1.75	1.25							
— de fer									1.20	0.50	0.30	0.10	
— de potasse									1.20	0.50	0.30	0.10	
— de soude								1. »	0.40	0.20	0.10		

DÉNOMINATION DES MÉDICAMENTS	QUANTITÉS DIVERSES	PRIX	QUANTITÉS DIVERSES	PRIX	500 gr.	250 gr.	100 gr.	30 gr.	10 gr.	5 gr.	1 gr.	0.50 gr.	0.10 gr.
Phosphoglycérate de chaux								1 »	1.50	0.75	0.25	0.15	
— — granulé (sucré)						3 »	1.50	0.60					
— — de potasse ou de soude à 50 p. 100								4.50	1.75	1 »	0.25	0.15	
— — de fer, de lithine ou de magnésie									2.50	1.50	0.35	0.20	
Phosphure de zinc											1 »	0.70	0.20
Picrotoxine											5 »	1.75	0.50
Pied-de-Chat, fleurs						1.75	0.75	0.25	0.10				
Pierre à cautères (potasse caustique) en plaque							0.60	0.25	0.15				
— en pastilles							1.20	0.50	0.30	0.10			
— divine							0.50	0.25	0.15	0.05			
Pilocarpine (*très variable*)	1 cent.	0.30										6 »	1.50
— (ses sels) (*très variable*)	id.	0.25										3 »	0.80

DÉNOMINATION DES MÉDICAMENTS	1 pilule	5 pilules	10 pilules	20 pilules	50 pilules	100 pilules			
Pilules d'aloès	0.05	0.20	0 35						
— d'Anderson (écossaises)	0.05	0.25	0.50	0.75	1.50				
— ante-cibum	0.05	0.25	0.50	0.75	1.50				
— asiatiques	0.10	0.50	0.75	1 »	2. »				
— de Belloste	0.10	0.50	0.75	1. »	2. »				
— de Blaud			0.30	0.50	1.20	2. »			
— de Bontius		0.30	0 50	0.75	1.50	2.50			
— de cynoglosse	0 10	0.40	0.60						
— de Dupuytren		0 30	0.50	0.90	1.75				
— écossaises (d'Anderson)	0.05	0.25	0.50	0.75	1.50				
— d'iodure proto-) de fer			0.50	0.75	1.50	2.50			
— — de mercure		0.30	0.50	0.90	1.75				
— de Meglin	0.05	0 25	0.40	0.75	1.50				
— mercurielles de Sédillot		0.30	0.50	0.90	1.75				
— d'opium (ou d'extrait d'opium)	0.05	0.25	0.40						
— de proto-iodure de mercure		0.30	0.50	0.90	1.75				
— de Ricord		0 30	0.50	0.90	1 75				
— de sulfate de quinine de 10 centigr.	0 15	0.50	0.90	1.50					
— de térébenthine cuite			0.50	0.75	1.50	2.50			
— formule de Vallet au carbonate de fer			0.30	0.60	1.25	2. »			

DÉNOMINATION DES MÉDICAMENTS	QUANTITÉS DIVERSES	PRIX	QUANTITÉS DIVERSES	PRIX	500 gr.	250 gr.	100 gr.	30 gr.	10 gr.	5 gr.	1 gr.	0.50 gr.	0.10 gr.
Pinceaux de chèvre à teinture d'iode	la pièce	0.10											
— de blaireau pour la gorge	id.	0.30											
— — pour les yeux	id.	0.10											
— — en charpie	id.	0.15											
— — molletonnés	id.	0.30											
Pipérazine									9 »	5. »	1. »	0.60	0.25
Plantes aromatiques (espèces aromatiques)							0.45	0.15	0.10				
Podophyllin (podophylline)										2. »	0.45	0.30	
Pois à cautères (d'iris ou d'orange), du n° 0 au n° 7	le cent	0.50											
— — — du n° 8 au 12	id.	0.75											
— — — 13 — 15	id.	1.50											
— — — 16 — 18	id.	1.80											
Poivre de Cayenne (piment rouge) pulv.								0.75	0.30	0.20			
— cubèbe pulv. (*variable*)						4. »	2. »	0.75	0.30	0.20			
Poix de Bourgogne purifiée						1 »	0.50	0.20	0.10				
Polygala de Virginie (*très variable*)								0.60	0.25	0.15			
Pommade d'Autenrieth (ou stibiée)								0.75	0.50				
— belladonée								0.70	0.40				

DÉNOMINATION DES MÉDICAMENTS	QUANTITÉS DIVERSES	PRIX	QUANTITÉS DIVERSES	PRIX	500 gr.	250 gr.	100 gr.	30 gr.	10 gr.	5 gr.	1 gr.	0.50 gr.	0.10 gr.
Pommade au calomel						1. »	1.75	0.70	0.40				
— camphrée					3. »	1.75	0.75	0.25	0 10	0.05			
— au chloroforme							2. »	0.90					
— citrine (onguent citrin)					3.50	2. »	0.90	0.30	0.10				
— aux concombres							0.75	0.25	0.10				
— épispastique ou à vésicatoires, jaune								0.40	0.15	0.10			
— — — verte								0.30	0.15	0.10			
— — — au garou								0.60	0.25	0.15			
— de Gondret (ammoniacale)								0.90	0.60				
— au goudron						2. »	0.90	0.30	0.15				
— d'Helmerich						1.75	0.90	0.30	0.20				
— d'iodure de potassium (*variable*)						1. »	2. »	0.90	0.50				
— — — iodurée (*variable*)					4.50	2.25	1. »	0.60					
— — de mercure, de plomb, de soufre (*variable*)					4.50	2.25	1. »	0.70					
— mercurielle double (onguent napolitain) (*variable*)						3. »	1.25	0.50	0 20				
— — simple (onguent gris)					2.50	1.40	0.60	0.20	0.10				
— — belladonée								1. »	0.50				
— ophtalmique de Dessault, de Lyon, du Régent									0.80	0.60			
— rosat (cérat rosat)								0.50	0.30	0.20			
— soufrée					3. »	1.75	0.75	0.25	0.15				
— stibiée d'Autenrieth								0.75	0.50				

DÉNOMINATION DES MÉDICAMENTS	QUANTITÉS DIVERSES	PRIX	QUANTITÉS DIVERSES	PRIX	500 gr.	250 gr.	100 gr.	30 gr.	10 gr.	5 gr.	1 gr.	0.50 gr.	0.10 gr.
Populeum, onguent					2.50	1.50	0.75	0.25	0.10				
Potasse caustique (pierre à cautères) en plaque								0.60	0.25	0.15			
— — en pastilles								1.20	0.50	0.30	0.10		
Potion antispasmodique éthérée (Codex)	la potion	0.75					0.60						
— — opiacée (Codex)	id.	0.75					0.60						
— béchique ou pectorale (Codex)	id.	0.70					0.60						
— calmante ou antispasmodique opiacée (Codex)	id.	0.75					0.60						
— de Choppart (Codex)	id.	3 »	1/2 pot.	1.50									
— cordiale —	id.	1.30											
— gommeuse (julep gommeux)	id.	0.60					0.50						
— huileuse (looch huileux)	id.	1. »					0.75						
— purgative (médecine noire)	id.	1.25											
— de Rivière (antivomitive), en 2 flacons	id.	1.20											
— de Todd	id.	1.30											
Poudre diurétique des voyageurs								0.40	0.15	0.10			
— de Dower									1.50	0.90	0.20	0.10	
— laxative						3.50	1.75	0.70					
— de réglisse composée						2.50	1.20	0.50					
— de Vienne (caustique de Vienne)										0.50	0.15		

DÉNOMINATION DES MÉDICAMENTS	QUANTITÉS DIVERSES	PRIX	QUANTITÉS DIVERSES	PRIX	500 gr.	250 gr.	100 gr.	30 gr.	10 gr.	5 gr.	1 gr.	0.50 gr.	0.10 gr.
Précipité blanc (protochlorure de mercure)								2. »	0.75	0.50	0.15		
— rouge ou jaune (oxyde de mercure)									0.70	0.40	0.10		
Propylamine (*Voir* Triméthylamine)													
Protargol									5. »	3. »	0.75	0.40	
Protoxydes (*Voir* Oxydes)													
Proto-Chlorures (*Voir* Chlorures)													
Proto-Iodures (*Voir* Iodures)													
Prussiates (*Voir* Cyanures)													
Psyllium (semences)						1.75	0.75	0.25	0.10				
Pulmonaire, feuilles mondées							0.45	0.15	0.10				
Pulpe de casse								0.75	0.30				
— de tamarin								0.50	0.20				
Pyridine									0.80	0.50	0.15		
Pyrophosphate de fer citro-ammoniacal en paillettes									0.75	0 50	0.15		
— — et de soude									0.75	0.50	0.15		
Q													
Quassia amara en copeaux								0.25	0.10	0.05			
— — pulv.								0.40	0.20	0.10	0.05		
Quassine amorphe										4. »	0.90	0.50	0.25
— cristallisée											3.50	2. »	0.60
Quatre-Fruits (fruits pectoraux)					1. »	0.60	0.30	0.10					
Queues de cerises (*variables*)						0.90	0.30	0.15					

DÉNOMINATION DES MÉDICAMENTS	QUANTITÉS DIVERSES	PRIX	QUANTITÉS DIVERSES	PRIX	500 gr.	250 gr.	100 gr.	30 gr.	10 gr.	5 gr.	1 gr.	0.50 gr.	0.10 gr.
Quinine brute											0.30	0.15	0.05
— pure											1.50	0.90	0.25
Quinium											0.60	0.40	0.15
Quinquina gris entier ou concassé							1.20	0.40	0.20	0.10			
— — pulv								0.70	0.25	0.15	0.05		
— jaune calisaya entier ou concassé							1.50	0.60	0.25	0.15			
— — pulv							3. »	1. »	0.40	0.25			
— rouge entier ou concassé							5 »	2. »	0.75	0.40	0.10		
— — pulv							6 »	2 50	0.90	0.50	0.10		
R													
Raisins de Corinthe					1. »	0.60	0.30	0.10					
Ratanhia, racine concassée							0.90	0.30	0.10				
— pulv							1 20	0.50	0.20	0.15	0.05		
Réglisse sèche coupée					1. »	0.60	0.25	0.10	0.05				
— pulv									0.10	0.05	—		
Reine des prés (ulmaire), sommités							0.45	0.15	0.10				

DÉNOMINATION DES MÉDICAMENTS	QUANTITÉS DIVERSES	PRIX	QUANTITÉS DIVERSES	PRIX	500 gr.	250 gr.	100 gr.	30 gr.	10 gr.	5 gr.	1 gr.	0.50 gr.	0.10 gr.
Résine de gayac								0.50	0.20	0.15	0.10		
— de jalap (brune ou blanche)										2.50	0.60	0.40	0.15
— de scammonée blanche ou purifiée										2.50	0.60	0.40	0.15
Résorcine								2.50	1. »	0.60	0 20		
Rétinol							0.90	0.40					
Rhubarbe de Chine concassée							1.50	0.60	0.25	0.15			
— — pulv.							2.50	1. »	0.40	0.25	0.10		
Rhum	litre	4.50			3. »	1.75	0.75	0 30	0.10				
Riz mondé					0.60	0.35	0.15	0.05					
— pulv. (farine de riz)					0.90	0.50	0.25	0.10					
Rob de genièvre (extrait de genièvre)								0.50	0.20	0.10	0.05		
— de sureau (extrait de sureau)										0.20	0.05		
Romarin, feuilles mondées							0.45	0.15	0.10				
Ronce, feuilles mondées							0.35	0.15	0.05				
Roses de Provins (*variables*)							1.50	0.60	0.25	0.10			
— — pulv.							2. »	0.75	0.30	0.20			
Rue, sommités							0.75	0.25	0.10				
— — pulv.								0.40	0.25	0.15			

DÉNOMINATION DES MÉDICAMENTS	QUANTITÉS DIVERSES	PRIX	QUANTITÉS DIVERSES	PRIX	500 gr.	250 gr.	100 gr.	30 gr.	10 gr.	5 gr.	1 gr.	0.50 gr.	0.10 gr.
S													
Sabine, feuilles mondées							0.60	0.20	0.10				
— — pulv.								0.40	0.20	0.15			
Saccharine										3. »	0.75	0.50	0.15
Safran (*variable*)									2. »	1.20	0.30	0.20	
— pulv. (*variable*)									3.50	2. »	0.40	0.20	0.10
— de mars apéritif (sesquioxyde de fer)								0.35	0.15	0.10			
Sain-Bois (garou), écorce	paquet	0.10											
Salep de Perse pulv.							2.50	1. »	0.40	0.25			
Salicine									1.25	0.75	0.20	0.15	0.10
Salicylate d'antipyrine									2.50	1.25	0.30	0.15	
— de bismuth									2. »	0.75	0.50	0.25	0.10
— de lithine									1.50	0.90	0.25	0.15	
— de magnésie									1. »	0.60	0.20	0.15	
— de méthyle pur								1.25	0.50	0.30	0.15		
— de naphtol (bétol, salinaphtol)								4.50	1.75	1. »	0.25	0.15	
— de phénol (salol)								3. »	1. »	0.60	0.20	0.15	
— de quinine											1. »	0.70	0.20
— de soude							3.50	1.50	0.70	0.40	0.15		
Salinaphtol (bétol, salicylate de naphtol)								3. »	1.50	0.75	0.20	0.15	
Salipyrine (salicylate d'antipyrine)									2.50	1.25	0.30	0.15	
Salol (salicylate de phénol)								3. »	1. »	0.60	0.20	0.15	
Salophène								8. »	3. »	1.50	0.40		
Salsepareille fendue et coupée					2. »	1.20	0.60	0.25	0.10				

DÉNOMINATION DES MÉDICAMENTS	QUANTITÉS DIVERSES	PRIX	QUANTITÉS DIVERSES	PRIX	500 gr.	250 gr.	100 gr.	30 gr.	10 gr.	5 gr.	1 gr.	0.50 gr.	0.10 gr.
Salsepareille pulv.									0.20	0.15			
Sang-Dragon, résine pulv.								1. »	0.40	0.25	0.10		
Sangsues	la pièce	0.25											
Santonine											0.60	0.40	0.15
Saponaire, feuilles mondées							0.35	0.15	0.05				
— racine							0.30	0.10	0.05				
Sassafras en copeaux							0.45	0.15	0.10	0.05			
Sauge, feuilles mondées							0.35	0.15	0.05				
Savon animal et médicinal							1. »	0.40	0.15	0.10			
— à l'acide borique, à l'acide phénique, au borate de soude, au goudron, sulfureux	le savon	1. »											
— à l'huile de cade, à l'ichthyol et autres que ceux ci-dessus désignés	le savon	1.50											
Scammonée d'Alep pulv.									1. »	0.30	0.20	0.10	
— — (résine blanche purifiée de)									2.50	0.60	0.40	0.10	
Scille, squammes sèches							0.75	0.25	0.10				
— — pulv.									0.25	0.15	0.10		
Sedlitz granulé					3.50	2. »	1. »	0.40					
Seigle ergoté pulv.										0.60	0.25		
Sel ammoniac (chlorhydrate d'ammoniaque, blanc) pulv.							0.90	0.30	0.15	0.10			
— de Berthollet (chlorate de potasse)							0.90	0.30	0.15	0.10			
— de Boutigny (chloro-iodure de mercure)											0.25		
— duobus (sulfate de potasse) pulv.								0.25	0.10	0.05			

DÉNOMINATION DES MÉDICAMENTS	QUANTITÉS DIVERSES	PRIX	QUANTITÉS DIVERSES	PRIX	500 gr.	250 gr.	100 gr.	30 gr.	10 gr.	5 gr.	1 gr.	0.50 gr.	0.10 gr.
Sel d'Epsom (sulfate de magnésie)					1 »	0.70	0.35	0.15	0.10	0.05			
— de Glauber (sulfate de soude)					1. »	0.70	0.35	0.15	0.10	0.05			
— de Gomdre								0.50	0.25				
— de lait (sucre de lait) pulv.					2.50	1.50	0.60	0.20	0.10	0.05			
— marin (chlorure de sodium) ordinaire					0.15	0.10							
— — pur									0.25	0.15	0.05		
— de nitre (azotate ou nitrate de potasse) pulv.								0.15	0.10	0.05			
— de Saturne (acétate de plomb crist.)								0.10	0.05				
— de Sedlitz (sulfate de magnésie)					1. »	0.70	0.35	0.15	0.10	0.05			
— de Seignette (tartrate de potasse et de soude) pulv.							1. »	0.40	0.15	0.10			
— de tartre (carbonate de potasse)					1.20	0.70	0.30	0.15	0.10	0.05			
— de Vichy (bi-carbonate de soude) pulv.					1. »	0.60	0.30	0.15	0.10	0.05			
Semen Contra d'Alep							0.75	0.25	0.10				
— — pulv.							1.20	0.50	0.20	0.15			
— — couvert ou sucré							0.75	0.25	0.10				
Semences de Coings (pépins de coings)							1.75	0.70	0.25	0.15			
Séné, feuilles mondées							0.90	0.30	0.15	0.10			
— — pulv.							1.50	0.60	0.25	0.15	0.10		

DÉNOMINATION DES MÉDICAMENTS	QUANTITÉS DIVERSES	PRIX	QUANTITÉS DIVERSES	PRIX	500 gr.	250 gr.	100 gr.	30 gr.	10 gr.	5 gr.	1 gr.	0.50 gr.	0.10 gr.
Séné. follicules							1. »	0.40	0.15	0.10			
— — pulv.							2. »	0.75	0.30	0.20	0.10		
— — — et lavées à l'alcool							3. »	1.20	0.50	0.30	0.10		
Seringues à injections pour hommes	la pièce	0.40											
— pour femmes (ser. droite, courbes et de Ricord)	id.	1.25											
— pour oreilles ou nez	id.	0.60											
Serpentaire de Virginie							2.50	1. »	0.40	0.25			
Serre-Bras en gomme ou en fer-blanc	id.	1.25											
— en toile métallique	id.	1.50											
Silicate de potasse liquide	litre	2.75	1[2 lit.	1.50	1.25	0.75							
Simarouba. écorce coupée (*variable*)							1.50	0.50	0.20	0.10			
— — pulv.							2.50	0.75	0.30	0.20	0.10		
Sinapismes ou moutarde en feuilles	la feuille	0.10	les 10	1. »									

DÉNOMINATION DES MÉDICAMENTS	LITRE	1/2 LITRE	1/2 BOUTEILLE	500 gr.	250 gr.	100 gr.	30 gr.	10 gr.	5 gr.
Sirop d'absinthe						0.50	0.20	0.10	
— d'acide cyanhydrique (prussique)							0.60		
— d'acide phénique (sirop phén.)	4.25	2.25	1.60	2. »	1.20	0.55	0.25	0.10	
— d'aconit					1.25	0.60	0.25	0.10	
— antiscorbutique (de raifort composé)	3.75	2. »	1.30	1.70	1. »	0.50	0.20	0 10	
— antiscorbutique de Portal	4 25	2 25	1 60	2. »	1.20	0.55	0.25	0.10	
— d'armoise composé		2.70	1.85	2.25	1.25	0.60	0.25	0.10	
— d'asperges (pointes)		2.70	1.85	2.25	1.25	0.60	0.25	0.10	
— de baume de tolu	3.75	2. »	1.30	1.70	1. »	0.50	0.20	0.10	
— de belladone					1.25	0 60	0.25	0.10	
— de biiodure de mercure ioduré (sirop de Gibert)		3.50	2.40	3. »	1.60	0.80	0.30	0.15	
— de bourgeons de sapin	3.75	2. »	1.30	1.70	1. »	0.50	0.20	0.10	
— de bourrache		2. »	1.30	1.70	1. »	0.50	0.20	0.10	
— de bromure de potassium (Codex)				3.50	2. »	1. »	0.40		
— de cachou		2.40	1.70	2. »	1.20	0.55	0.25	0.10	
— de capillaire	2.75	1.50	1. »	1.25	0.75	0.35	0.15	0.10	
— de cerises	3. »	1.60	1.10	1.30	0.80	0.35	0.15	0.10	
— de chicorée composé (de rhubarbe composé)					1.50	0.75	0.25	0.10	
— de chloral (à 1 gr. p. 20) (Codex)				3.50	2. »	1. »	0.40	0.15	
— de chlorhydrophosphate de chaux (Codex)	1.25	2.25	1.60	2. »	1.20	0.55	0.25		
— de chloroforme						0.75	0.30	0.15	
— des cinq racines		2.40	1.70	2. »	1.20	0.55	0.25	0.10	
— de citrate de fer ammoniacal		3. »	2. »	2.50	1.40	0.75	0.25	0.10	

DÉNOMINATION DES MÉDICAMENTS	LITRE	1/2 LITRE	1/2 BOUTEILLE	gr. 500	gr. 250	100 gr.	30 gr.	10 gr.	gr. 5
Sirop de codéine (à gr. 04 pour 20) (Codex)					2.25	1.20	0.40	0.20	
— de coings		2. »	1.30	1.70	1. »	0.50	0.20		
— de Colombo		2.40	1.70	2. »	1.20	0.55	0.25		
— de consoude	3.50	2. »	1 30	1.70	1. »	0.50	0.20		
— de convallaria maïalis (muguet)			3.50	3.75	2.25	1.20	0.40	.	
— de coquelicots		2.40	1.70	2. »	1.20	0.55	0.25		
— de Cuisinier (de salsapareille composé)	5.50	3. »	2. »	2.50	1.40	0.75	0.25	0.10	
— de Désessarts (d'ipécacuanha composé)		2.75	1.85	2.30	1.25	0.60	0.25	0.10	
— diacode (de pavots blancs) (ancien Codex)		2.40	1.70	2. »	1 20	0.55	0.25	0.10	
— diacode (nouveau codex)		2.40	1.70	2. »	1.20	0.55	0.25	0 10	
— de digitale		2. »	1.40	1.75	1.10	0.55	0.25	0.10	
— de douce-amère		2. »	1.30	1.70	1. »	0.50	0.20	0.10	
— d'écorces d'oranges amères		2.40	1.70	2. »	1.20	0.55	0 25		
— — d'orme pyramidal		2.40	1.70	2. »	1.20	0.55	0.25	0.10	
— d'ergotine					2.50	1.20	0 50	0.20	
— d'erysimum composé		2.40	1.70	2. »	1.20	0.55	0 25	0.10	
— d'éther					1.25	0.75	0.30	0.10	
— d'eucalyptus		2.40	1.70	2. »	1.20	0 55	0.25	0.10	
— de fleurs d'oranger		2.40	1.70	2. »	1.20	0.55	0.25		
— de fleurs de pêcher						0.75	0.30	0.15	
— de framboises		2. »	1.30	1.70	1. »	0.50	0.20		
— de fumeterre	3.50	2. »	1.30	1.70	1. »	0.50	0.20	0.10	
— de gayac		2. »	1.30	1.70	1. »	0.50	0.20	0.10	

DÉNOMINATION DES MÉDICAMENTS	LITRE	1/2 LITRE	1/2 BOUTEILLE	500 gr.	250 gr.	100 gr.	30 gr.	10 gr.	5 gr.
Sirop de gentiane	3.50	2. »	1.30	1.70	1. »	0.50	0.20	0.10	
de Gibert (de bi-iodure de mercure ioduré)		3 50	2.40	3 »	1.60	0.80	0.50	0.15	
— de gomme arabique	2.50	1.40	1. »	1.20	0.70	0.30	0.15	0.10	
— de goudron . . . , ...	3.50	2. »	1.30	1.70	1. »	0.50	0.20	0.10	
— de groseilles.	2.75	1.50	1. »	1.25	0.75	0.35	0.15	0.10	
— de guimauve.	2.50	1.40	1. »	1.20	0.70	0.30	0.15	0.10	
— de houblon		2. »	1.30	1.70	1. »	0.50	0.20	0.10	
— d'hypophosphite de chaux ou de soude.		3.20	2.50	3. »	1.80	0.90	0.30		
— iodo-tannique		3.20	2 50	3. «	1.80	0.90	0.30	0.15	
— d'iodure d'amidon		3. »	2. »	2.50	1.40	0.75	0.30	0.15	
— — de fer		2 25	1.50	2. »	1.20	0.55	0.25	0.10	
— — (bi-) de mercure iodu- ré (sirop de Gibert).		3.50	2.40	3. »	1 60	0.80	0.30	0.15	
— — de potassium (Codex).		3.75	2.80	3.50	1.90	1. »	0.50	0.15	
— d'ipécacuanha.						0.80	0.30	0.15	
— — composé (sirop de Désessarts) . . .		2.75	1 85	2.30	1 25	0.60	0.25	0.10	
— de jusquiame					1.25	0.60	0.25	0.10	
— de karabé (d'opium succiné).					1.75	0.80	0.30	0.15	
— de lactophosphate de chaux (Codex).				3. »	1.75	0.90	0.30		
— de lactucarium opiacé (for- mule d'Aubergier).					1.50	0.75	0.30	0.15	
— de laurier-cerise.		2.40	1.70	2. »	1.20	0.55	0.25	0.10	
— de lichen.		2. »	1.30	1.70	1. »	0.50	0.20	0.10	
— de limaçons		2.40	1.70	2. »	1.20	0.55	0.25	0.10	
— de limons	2.75	1.50	1. »	1.25	0.75	0.35	0.15	0.10	

DÉNOMINATION DES MÉDICAMENTS	LITRE	1/2 LITRE	1/2 BOUTEILLE	500 gr.	250 gr.	100 gr.	30 gr.	10 gr.	5 gr.
Sirop de matico		3.50	2.40	3 »	1.60	0.80	0.30	0.15	
— de menthe					1.20	0.60	0.25	0.10	
— de miel (mellite simple)					0.75	0.35	0.15		
— de monésia					1.75	0.80	0.30	0.15	
— de monosulfure de sodium		2 75	1.85	2.30	1.25	0.60	0.25	0 10	
— de morphine (acétate, chlorhydrate et sulfate)					1.50	0.75	0 25	0.10	
— de mou de veau		2 50	1.70	2.10	1.20	0.55	0.25	0 10	
— de mousse de Corse					1.30	0.60	0.25		
— de muguet (convallaria maïalis)			3.50	3.75	2.25	1.20	0.40		
— de mûres					1. »	0.50	0.20	0 10	
— de narcéine					3. «	1.50	0 60	0.25	
— dé nerprun					1. »	0.50	0.20	0.10	
— de noyer		2. »	1.30	1.70	1. »	0.50	0.20	0.10	
— d'œillets rouges						0.80	0.30	0.15	
— d'opium (d'extrait) (sirop thébaïque)					1.25	0.60	0.25	0.10	
— — — succiné (s. de karabé)					1.75	0.80	0.30	0.15	
— d'oranges	2.75	1.50	1. »	1.25	0.75	0.35	0.15	0.10	
— d'orgeat		1.60	1.20	1.50	0.90	0 40	0.15	0 10	
— de pavots blancs (diacode)		2.50	1.70	2.10	1.20	0 55	0.25	0.10	
— pectoral		2.50	1 70	2.10	1.20	0.55	0.25	0.10	
— de pensée sauvage	3.75	2. »	1.30	1.70	1. »	0.50	0.20	0.10	
— de pepsine					2.50	1.50	0.60		
— de perchlorure de fer					1.50	0.75	0.25	0.10	
— de phellandrie		2.50	1.70	2.10	1.20	0.55	0.25	0.10	

DÉNOMINATION DES MÉDICAMENTS	LITRE	1/2 LITRE	1/2 BOUTEILLE	500 gr.	250 gr.	100 gr.	30 gr.	10 gr.	5 gr.
Sirop de phosphate de chaux			2. »	2.25	1.30	0.60	0.25		
— de polygala				2.25	1.30	0.60	0.25		
— de portal (antiscorbutique)	4.25	2.25	1.60	2. »	1.20	0.55	0.25	0.10	
— de pyrophosphate de fer		3. »	2. »	2.50	1.40	0.75	0.25	0.10	
— de quinquina à l'eau	5. »	2.70	2. »	2.25	1.30	0.60	0.25		
— — au vin		3.75	2.80	3.50	1.90	1. »	0.40	0.15	
— — ferrugineux		3.90	3. »	3.50	2. »	1. »	0.40		
— de raifort composé (sirop antiscorbutique)	3.75	2. »	1.30	1.70	1. »	0.50	0.20	0.10	
— — iodé	1.50	2.50	1.75	2.10	1.25	0.60	0.25	0.10	
— de ratanhia		3.90	3. »	3.50	2. »	1. »	0.40		
— de rhubarbe composé (de chicorée composé)					1.50	0.75	0.25	0.10	
— — simple					1.30	0.60	0.25		
— de safran						1.20	0.50	0.20	
— de salseparcille simple	5. »	2.75	1.85	2.30	1.25	0.60	0.25	0.10	
— — composé (de Cuisinier)	5.50	3. »	2. »	2.50	1.40	0.75	0.25	0.10	
— de saponaire	3.50	2. »	1.30	1.70	1. »	0.50	0.20	0.10	
— de semen-contra						0.75	0.25	0.10	
— simple ou de sucre						0.50	0.25	0.15	0.10
— de spartéine (1 gr. 25 pour 500 gr. de sirop d'écorces d'oranges amères)				4.75	2.75	1.50	0.75		
— de stigmates de maïs (à 25 gr. d'extrait pour 2 kilogr.)		3. »	2. »	2.50	1.40	0.75	0.25	0.10	
— de sucre ou simple						0.50	0.25	0.15	0.10
— de sulfate de quinine						2. »	1. »	0.40	0.15
— — de strychnine						1.20	0.50	0.20	

DÉNOMINATION DES MÉDICAMENTS	LITRE	1/2 LITRE	1/2 BOUTEILLE	500 gr.	250 gr.	100 gr.	30 gr.	10 gr.	5 gr.
Sirop de tartrate de potasse et de fer	....	3. »	2. »	2.50	1.40	0.75	0.25	0.10	....
— tartrique..........	....	2. »	1.30	1.70	1. »	0.50	0 20	0.10	....
— de térébenthine..........	....	2.40	1.70	2. »	1 20	0.55	0.25	0.10	....
— thébaïque (d'extrait d'opium).					1.25	0 60	0 25	0.10	
— de thridace..........	....	2.40	1.70	2. »	1 20	0.55	0.25	0.10	....
— de tolu..........	3.75	2. »	1 30	1.70	1. »	0.50	0.20	0.10	....
— de valériane..........	....	2.40	1.70	2. »	1.20	0.55	0.25	0.10	....
— de Vannier..........	5.50	3. »	2. »	2.50	1.40	0.75	0.25	0.10	....
— vermifuge..........	....					0 75	0 25	0.10	....
— de vinaigre..........	2.75	1.50	1. »	1 25	0 75	0.35	0.15	0.10	....
— — framboisé..........	3.50	2. »	1 30	1.70	1. »	0.50	0.20	0.10	....
— de violettes..........					1 90	1. »	0 40	0.10	
Solution de digitaline cristallisée au millième du Codex (50 gouttes ou 1 gramme)	0.30						3.50	1.50	1. »
— de phosphate monocalcique, de chlorhydrophosphate de chaux, de lacto-phosphate de chaux (formules de la Société de pharmacie de Paris)..........	3. »	1.75	....	1.75	1.25				
DÉNOMINATION DES MÉDICAMENTS	LITRE	1/2 LITRE	1/2 BOUTEILLE	500 gr.	250 gr.	100 gr.	30 gr.	10 gr.	5 gr.

DÉNOMINATION DES MÉDICAMENTS	QUANTITÉS DIVERSES	PRIX	QUANTITÉS DIVERSES	PRIX	500 gr.	250 gr.	100 gr.	30 gr.	10 gr.	5 gr.	1 gr.	0.50 gr.	0.10 gr.
Sondes (mêmes prix que les bougies)													
— molles en caoutchouc (sondes Nélaton)	la pièce	2 »											
Soufre doré d'antimoine										0.30	0.10		
— sublimé (fleurs de soufre)							0.30	0.10	0 05				
— — — et lavé							0.50	0.20	0.10	0.05			
— précipité (magistère de soufre)								0.60	0.25	0.15	0.10		
Sparadrap de belladone	1 mètre	2 »	0m10	0.30									
— de ciguë	id.	2. »	id.	0.30									
— de diachylum	id.	0.80	id.	0.10									
— — des hôpitaux	id.	1.30	id.	0.20									
— à la glu	id.	1.20	id.	0.20									
— de poix de Bourgogne	id.	1.50	id.	0.20									
— de Vigo	id. 1/2 m.	2.25 1.25	id.	0.30									
(Les sparadraps ci-dessus sur toile caoutchoutée sont augmentés de moitié).													
Spartéine (sulfate ou chlorhydrate de)										3. »	0.75	0.40	0.25
Squine, racine coupée							0.45	0.15	0.10	0 05			
Staphisaigre pulv.							1.50	0.70	0.20	0 10			
Stérésol							5. »	2. »	0.80				
Stigmates de maïs							0.90	0.30	0.15				
Stramoine (datura), feuilles mondées							0.50	0.20	0.10				
— pulv.										0.40			

DÉNOMINATION DES MÉDICAMENTS	QUANTITÉS DIVERSES	PRIX	QUANTITÉS DIVERSES	PRIX	500 gr.	250 gr.	100 gr.	30 gr.	10 gr.	5 gr.	1 gr.	0.50 gr.	0.10 gr.
Strychnine et ses sels	5 cent.	0.25									1.50	1. »	0.40
Styrax, onguent							0.75	0.30	0.10				
Sublimé corrosif (bi-chlorure de mercure)							1. »	0.50	0.30	0.10			
— (paquets) (formule de l'Académie)	paquet	0.15	les 5 / les 10	0.60 / 1. »									
Suc d'herbes							0.50						
— de réglisse							0.50	0.15					
Sucre candi							0.25	0.10					
— — pulv								0.15	0.05				
— de lait (lactine, lactose) pulv					3. »	1.75	0.90	0.30	0.15	0.10			
— vanillé (à 10 p. 100)									0.60	0.40	0.10		
Suie préparée									0.25	0.15	0 05		
Sulfate d'alumine								0.60	0.25	.15	0.10		
— — et de potasse (alun) pulv							0.25	0.10	0.05				
— — — — calciné								0.25	0 15	0.05			
— d'atropine	1 cent.	0.15											0.70
— de cadmium										0.90	0 20		
— de cuivre (couperose bleue) pulv							0.50	0.20	0.10				
— — ordinaire	le kil.	1. »				0.60							
— d'ésérine	1 cent.	0.25											1.25
— de fer (couperose verte)							0 35	0.15	0.10				
— — ordinaire	le kil.	0.40				0.25	0.15						
— de magnésie (sel d'Epsom ou de Sedlitz)					1. »	0.70	0.35	0 15	0.10	0 05			

DES MÉDICAMENTS — QUANTITÉS DIVERSES — PRIX — QUANTITÉS DIVERSES — PRIX — gr. gr. gr. gr. gr. gr. gr. gr. gr.

DÉNOMINATION DES MÉDICAMENTS	QUANTITÉS DIVERSES	PRIX	QUANTITÉS DIVERSES	PRIX	500 gr.	250 gr.	100 gr.	30 gr.	10 gr.	5 gr.	1 gr.	0.50 gr.	0 10 gr.
Sulfate de manganèse									0.30	0.20	0.10		
— (bi-) de mercure								0.70	0.25				
— (sous-deuto-) de mercure (turbith minéral)									0.50	0.30	0.10		
— de morphine	5 cent.	0.15									1.20	0.60	0.25
— de pelletiérine, la dose de	0gr.30	4. »											
— de potasse (sel duobus) pulv.								0.25	0.10	0.05			
— de quinine chimiquement pur (*variable*)										1.50	0.40	0 25	0.10
— — (bi-)										3. »	0.75	0.50	0.15
— de soude (sel de Glauber)					1. »	0.70	0.35	0.15	0.10	0.05			
— de spartéine										3. »	0.75	0.40	0.25
— de strychnine	5 cent.	0 25								1.50	1 »		0.40
— de zinc pur (couperose blanche)								0.25	0.10				
— — ordinaire	le kil.	0.90			0.50	0.30							
Sulfonal									2.50	1.50	0 30	0.15	
Sulfonaphtolate de chaux (asaprol)								3.50	1.75	1 »	0.25	0.15	
Sulforicinate de soude								3. »	1.50	0.60	0.40		
Sulfovinate de soude								2 25	0.75	0.40			
Sulfure d'antimoine pulv.								0.30	0.15	0.10			
— de mercure noir (éthiops minéral)									0.50	0.30	0.10		
— de mercure rouge (cinabre ou vermillon) pulv.									1 »	0.40	0.25	0.10	

DÉNOMINATION DES MÉDICAMENTS	QUANTITÉS DIVERSES	PRIX	QUANTITÉS DIVERSES	PRIX	500 gr.	250 gr.	100 gr.	30 gr.	10 gr.	5 gr.	1 gr.	0.50 gr.	0.10 gr.
Sulfure de potasse sec (foie de soufre)	125 gr.	0.30			1.20	0.60	0.25	0.15	0.10				
— — liquide à 30°.					1. »	0.50	0.25	0.10					
— de sodium cristallisé (hydrosulfate de soude)	id.	0.90			2.50	1.50	0.75	0.25	0.10				
— de soude sec . . . ,	id.	0.30			1.20	0.60	0.25	0.15	0.10				
— — liquide à 30°.					1. »	0.50	0.25	0.10					
Suppositoires simples (de beurre de cacao, de miel, de savon, de suif, etc.).	la pièce	0.25	les 6	1.´ »									
			les 10	1.50									
— composés (ajouter au prix établi ci-dessus le prix de la ou des substances prescrites, et augmenter le prix obtenu d'un prix de manipulation de 5 centimes par suppositoire).													
— à la glycérine solidifiée pour adultes.	id.	0.30	les 6	1.20									
			les 10	2. »									
— — pour enfants.	id.	0.25	les 6	1. »									
			les 10	1.50									
— — composés (établir les prix comme pour les suppositoires au beurre de cacao).													
Sureau, fleurs mondées						0.60	0.20	0.10					
— écorce						0.40	0.15						
Suspensoirs ordinaires. . . .	la pièce	0.75											
— à ceinture demi-élastique . . .	id.	1.25											
— à poche mobile.	id.	1.75											

DÉNOMINATION DES MÉDICAMENTS	QUANTITÉS DIVERSES	PRIX	QUANTITÉS DIVERSES	PRIX	500 gr.	250 gr.	100 gr.	30 gr.	10 gr.	5 gr.	1 gr.	0.50 gr.	0.10 gr.
T													
Tabac (nicotiane), feuilles mondées							0.50	0.20	0.10				
Tablettes (*Voir* Pastilles)													
Taffetas d'Angleterre	la feuille	0.25											
— chiffon (gaze chiffon)	le mètre	5. »	0m50	3 »									
— gommé	id.	3.50	0m20	0.80									
Talc de Venise						1. »	0.50	0.20					
Tamarin entier							0.60	0.20					
— pulpe								0.50	0.20				
Tan (écorce de chêne) pulv.					1. »	0.60	0.30	0.15	0.05				
Tanaisie, sommités						1. »	0.50	0.20	0.10				
Tannate de bismuth										1. »	0.60	0.20	
— de pelletiérine											3. »	1.75	
— de plomb									0.80	0.50	0.15		
— de quinine (*variable*)										1. »	1. »	0.60	0.20
Tannin (acide tannique) à l'éther							2.50	1. »	0.50	0.25	0.10		
— — à l'alcool, pur							3. »	1.25	0.60	0.25	0.10		
Tarlatane pour cataplasmes	le mètre	0.25											
Tartrate d'antimoine et de potasse (émétique), pulv.									0.70	0.40	0.10		
— de diméthylpipérazine (lycétol)									10. »	6. »	1.50	0.90	
— (bi-) de potasse (crème de tartre) pulv.								0.20	0.10				
— de potasse soluble (crème de tartre soluble, tartrate borico-potassique)								0.50	0.20	0.15			

DÉNOMINATION DES MÉDICAMENTS	QUANTITÉS DIVERSES	PRIX	QUANTITÉS DIVERSES	PRIX	500 gr.	250 gr.	100 gr.	30 gr.	10 gr.	5 gr.	1 gr.	0.50 gr.	0.10 gr.
Tartrate de potasse neutre . .								0.30	0.15	0.10			
— — et de fer en paillettes . .							3 »	1.20	0.50	0.30	0.10		
— — et de soude (sel de Seignette)							1. »	0.40	0.15	0.10			
Tartre stibié (émétique) (tartrate de potasse et d'antimoine) pulv. .									0.70	0.40	0.10		
Teinture d'absinthe							1.10	0.40	0.20	0.15	0.10		
— — composée (élixir de Stoughton).							1.10	0.40	0.20	0.10			
— d'aconit									0.30	0.20	0.10		
— d'aloès							0 90	0.30	0.10				
— — composée (élixir de longue vie).					2. »	1. »	0.85	0.15	0.10				
— d'anis et d'anis étoilé							0.50	0.20	0.15	0.10			
— d'arnica	litre	6.50	1⁄2 blle	2.70	4 »	2. »	0.80	0.30	0.15	0.10			
— d'asa fœtida										0.20	0.10		
— balsamique (baume du Commandeur) .						3.25	1.60	0.50	0.20				
— amère de Baumé . . .									1. »	0.60	0.20		
— de badiane (anis étoil.)								0.50	0.20	0.15	0.10		
— de baume de tolu . .							1.50	0.60	0.25	0.15	0.10		
— de belladone							1.50	0.60	0.30	0.20	0.10		
— de benjoin							1.30	0.50	0.20	0.10			
— de Bestucheff									0.40	0.25	0.10		
— de boldo							2. »	0.70	0.30	0.20	0.10		

DÉNOMINATION DES MÉDICAMENTS	QUANTITÉS DIVERSES	PRIX	QUANTITÉS DIVERSES	PRIX	500 gr.	250 gr.	100 gr.	30 gr.	10 gr.	5 gr.	1 gr.	0.50 gr.	0.10 gr.
Teinture de cachou							1.50	0.60	0.25	0.15			
de cannelle de Ceylan								0.60	0.25	0.15	0.10		
— de cantharides								0.70	0.30	0.20	0.10		
— de castoréum									1. »	0.60	0.15		
— de ciguë							1.50	0.60	0.30	0.20	0.10		
— de coca (*variable*)							2. »	0.70	0.30	0.20	0.10		
— de cochenille										0.20	0.10		
— de colchique (bulbes)							1.30	0.60	0 30	0.20	0.10		
— — (semences)							1.50	0.75	0.40	0 25	0.10		
— de colombo								0.50	0.20	0.10			
— de datura stramonium								0.70	0.30	0.20	0.10		
— de digitale							1.50	0.70	0.30	0.20	0 10		
— — éthérée								1.10	0.50	0.30	0.10		
— de drosera									0.50	0.30	0 10		
— d'écorces de citrons, d'oranges ou d'oranges amères							1.20	0.50	0.20	0.15			
— éthérée de digitale								1 10	0 50	0.30	0.10		
— — de valériane								1.10	0.50	0.30	0.10		
— d'eucalyptus							1.30	0.50	0.20	0 15			
— de guïac (bois) (eau-de-vie de guïac)							1. »	0.35	0.15	0.10			
— (résine)							0 50	0.20	0.15	0.10			
— de genièvre							0.90	0.30	0.15	0.10			
— de gentiane	litre.	6.50	1|2 bout.	2.50	3.75	1.90	0.90	0 30	0.10				
— — alcaline (élixir de Peyrilhe)							1. »	0.35	0 15	0.10			
— de girofles							0.60	0.30	0.20	0.10			

DÉNOMINATION DES MÉDICAMENTS	QUANTITÉS DIVERSES	PRIX	QUANTITÉS DIVERSES	PRIX	500 gr.	250 gr.	100 gr.	30 gr.	10 gr.	5 gr.	1 gr.	0.50 gr.	0.10 gr.
Teinture de grindelia robusta.								0.75	0.40	0.25	0.10		
— d'hamamelis virginica								0.75	0.40	0.25	0.10		
— d'hydrastis canadensis								0.75	0.40	0.25	0.10		
— d'iode							1.60	0.60	0.25	0.15	0.10		
— d'ipéca										0.25	0.10		
— de jalap composée (eau-de-vie allemande)						3 25	1.60	0.50	0.25	0.15			
— de jusquiame								0.70	0.30	0.20	0.10		
— de kola							2. »	0.70	0.30	0.20	0.10		
— de lobélie enflée								0.75	0.40	0 25	0.10		
— de mars tartarisée							2. »	0.70	0.30	0.20			
— de muguet								0.75	0.40	0.25	0.10		
— de musc au 1/10 (*variable*)										4. »	1. »	0.60	0.25
— de myrrhe							1.50	0.60	0.25	0.15			
— de noix de galle							1.10	0.35	0.15	0.10			
— de noix vomique							1.70	0 70	0.35	0.25	0.10		
— d'opium (d'extrait) (*variable*)								1.80	0.75	0.40	0.10		
— d'opium camphré (élixir parégorique)								1.20	0.50	0.25	0.10		
— de quassia amara								0.50	0.20	0.10			
— de quinquina gris						3. »	1.40	0.50	0.20	0.10			
— — jaune						3.50	1.70	0.60	0.25	0.15			
— de ratanhia							1 50	0.60	0.25	0.10			
— de rhubarbe							1.75	0.70	0.25	0.15			

DÉNOMINATION DES MÉDICAMENTS	QUANTITÉS DIVERSES	PRIX	QUANTITÉS DIVERSES	PRIX	500 gr.	250 gr.	100 gr.	30 gr.	10 gr.	5 gr.	1 gr.	0.50 gr.	0.10 gr.
Teinture de safran									0.75	0.40	0.15		
— de savon							1 »	0 30	0.15	0.10			
— de scille							1.50	0.60	0.30	0.20	0.10		
— de stramoine (datura)								0.70	0.30	0.20	0.10		
— de strophantus								—	0.75	0.40	0.15		
— thébaïque (d'opium) (*variable*)								1.80	0 75	0.40	0.10		
— de valériane							1.50	0.60	0.25	0.15			
— — éthérée								1.10	0.50	0.30	0.10		
— de vanille									0.70	0.40	0.10		
— de viburnum prunifolium								0.75	0.40	0.25	0.10		
— vulnéraire							1 »	0.35	0.15	0.10			
Térébenthine de Venise								0 50	0.20	0.15	0.05		
— cuite								0.70	0.25	0.15			
Terpine									1.25	0.75	0.20		
Terpinol									2.50	1.50	0.35		
Thé noir ou vert								0.50	0.20	0.15			
— de Saint-Germain							1.50	0.60	0.20				
— suisse (espèces vulnéraires)	1|2 roul.	0.20					0.50	0.20	0.10				
Théobromine									5 »	3 »	0.75	0.40	
Thériaque. électuaire								0.60	0.25	0.15			
Thridace (extrait de laitue)								—	0.70	0.40	0.10		
Thym, sommités								0.35	0.15	0.05			
Thymol (acide thymique) cristallisé									1.75	1 »	0.25	0.15	

DÉNOMINATION DES MÉDICAMENTS	QUANTITÉS DIVERSES	PRIX	QUANTITÉS DIVERSES	PRIX	500 gr.	250 gr.	100 gr.	30 gr.	10 gr.	5 gr.	1 gr.	0.50 gr.	0.10 gr.
Thymol bi-iodé (aristol, iodo-thymol)										2. »	1.25	0.30	0.15
Tilleul. fleurs mondées (*variable*)						1.75	0.90	0.20	0.10				
— fleurs avec bractées (*variable*)					2. »	1.20	0.50	0.20	0.10	0.05			
Traumaticine								1.75	0.75	0.40	0.10		
Trèfle-d'Eau (ményanthe). feuilles							0.45	0.15	0.10				
Triméthylamine (propylamine)											0.30	0.20	
— (chlorydrate de)											0.50	0.30	
Trinitrine (nitroglycérine). en solution alcool, au 100e										2. »	1.20	0.30	
Trional									3.50	2. »	0.50	0.30	0.10
Tube à sangsue	la pièce	0.30											
Turbith minéral (sous-sulfate de mercure)								1.20	0.50	0.30	0.10		
— nitreux (sous-azotate de mercure)									0.50	0.30	0.15	0.10	
Tussilage (pas-d'âne), fleurs							0.75	0.25	0.10				
Tutie préparée										0.25	0.10		
U													
Ulmaire (reine des prés)							0.45	0.15	0.10				
Uva-Ursi (busserolle), feuilles mondées							0.45	0.15	0.10				

DÉNOMINATION DES MÉDICAMENTS	QUANTITÉS DIVERSES	PRIX	QUANTITÉS DIVERSES	PRIX	500 gr.	250 gr.	100 gr.	30 gr.	10 gr.	5 gr.	1 gr.	0.50 gr.	0.10 gr.
V													
Valérianate d'ammoniaque cristallisé										1.50	0.35	0.20	
— — (formule Pierlot)						2.50	1. »						
— d'atropine	1 cent.	0.20										3.50	0.80
— de caféine	5 cent.	0.10								2. »	0.50	0.30	0.15
— de fer										1.50	0.35	0.20	
— de quinine (*variable*)										5. »	1. »	0.50	0.25
— de zinc										1.50	0.35	0.20	
Valériane, racine mondée							0.30	0.15	0.05				
— — pulv.								0.40	0.15	0.10			
Vanille pulv. (sucre de vanille au 1/10)									0.60	0.40	0.10		
Vaseline					3. »	1.75	0.90	0.20	0 10	0.05			
— boriquée au 10°					4. »	2.25	1. »	0.30	0.15	0.10			
— camphrée ou phéniquée					5. »	3. »	1.75	0.60	0.25	0.15			
— liquide médicinale (huile de vaseline)							1.50	0.60	0.25	0.15			
— au sublimé (Codex)							1.75	0.60	0.25	0.15			
Vératrine											1.50	0.90	0.25
Verveine, feuilles mondées							0.35	0.15	0.05				
— odorante, feuilles							1.50	0.60	0.20	0.10			
Vigne rouge, feuilles							0.40	0.15	0.10				

DÉNOMINATION DES MÉDICAMENTS	LITRE	1/2 LITRE	1/2 BOUTEILLE	500 gr.	250 gr.	100 gr.	30 gr.	10 gr.	5 gr.	1 gr.
Vin d'absinthe..............		1.50	1.15	1.50	0.85	0.40	0 15			
— antiscorbutique............		1.50	1.15	1.50	0.85	0.40	0.15			
— aromatique		1.50	1.15	1.50	0.85	0.40	0.15			
— blanc ordinaire...........		1.20		1.20	0.60	0.30	0.10			
— chalybé (Codex)	4.75	2.50	1.85	2.50	1.50	0.75	0.25			
— de coca (Codex) au Grenache, ou autre vin analogue	4.50	2.50	2.25	3. »	1.75	0.90	0.30			
— de colchique (semences ou bulbes (Codex)		3. »	2.25	3. »	1 75	0.90	0.30			
— de Colombo (Codex)........	4.50	2.50	2.25	3 »	1.75	0.90	0.30			
— créosoté au Malaga, au Grenache ou autre vin analogue	4.50	2.50	2 25	3. »	1.75	0.90	0.30			
— — au vin rouge......		1.75	1.30	1.75	1. »	0.60				
— diurétique amer de la Charité..		2 50	1.85	2.50	1.50	0.75	0.25			
— — de l'Hôtel-Dieu ou de Trousseau		2.50	1.85	2.50	1.50	0.75	0 25			
— ferrugineux au Grenache (vin Chalybé du Codex)	4.75	2.50	1.85	2.50	1.50	0.75	0.25			
— de gentiane	2 75	1.50	1.15	1.50	0.85	0.40	0.15			
— — au Grenache, au Malaga ou au Madère.	4. »	2.25	1.85	2.50	1.50	0.75	0.25			
— iodotannique au Grenache, au Malaga ou autre vin analogue.	4.50	2.50	2.25	3. »	1.75	0 90	0.30			
— de kola au Malaga ou au Grenache	4 »	2.25	1.85	2.50	1.50	0.75	0.25			
— de lacto-phosphate de chaux au Malaga, au Grenache ou autre vin analogue	4.50	2.50	2.25	3. »	1.75	0 90	0.30			
— de Malaga, de Grenache ou autre vin analogue...........	3. »	1.75		2. »	1.25	0.70				
— d'opium composé (laudanum de Sydenham) (*variable*)							2. »	0.75	0.40	0.10
— de pepsine (Codex)				4.25	2.50	1.20	0.50			

DÉNOMINATION DES MÉDICAMENTS	LITRE	1/2 LITRE	1/2 BOUTEILLE	500 gr.	250 gr.	100 gr.	30 gr.	10 gr.	5 gr.	1 gr.
Vin de peptone au Grenache, au Malaga ou autre vin analogue	6. »	3.50	3.30	4.25	2.50	1.20	0.50			
— de phosphate de chaux au Malaga, au Grenache ou autre vin analogue	4.50	2 50	1.85	2.50	1.50	0.75	0.25			
— de quinium au Malaga, au Grenache ou autre vin analogue	4.50	2 50	2.25	3. »	1.75	0.90	0.30			
— de quinquina au Bordeaux	2.75	1.50	1.10	1.50	0.90	0 60	0.20			
— — au Grenache, au Lunel, au Malaga ou autre vin analogue	3.50	2. »	1.85	2.50	1.50	0.75	0.25			
— — ferrugineux		2.50	2.25	3. »	1.75	0.90	0.30			
— de rhubarbe (Codex)		2.50	2.25	3. »	1.75	0.90	0 30			
— rouge (de Bordeaux ou analogue)		1.20		1.20	0.60	0.30	0.10			
— scillitique (Codex)		3. »	2.25	3. »	1.75	0.90	0.30			
— — de la Charité (vin diurétique amer)		2.50	1.85	2.50	1.50	0.75	0.25			
— — de Trousseau ou de l'Hôtel-de-Dieu (vin diurétique de Trousseau)		2.50	1.85	2.50	1.50	0.75	0.25			

DÉNOMINATION DES MÉDICAMENTS	QUANTITÉS DIVERSES	PRIX	QUANTITÉS DIVERSES	PRIX	500 gr.	250 gr.	100 gr.	30 gr.	10 gr.	5 gr.	1 gr.	0.50 gr.	0.10 gr.
Vinaigre antiseptique ou des Quatre-Voleurs .					1.80	1. »	0.60	0.20					
— aromatique du Codex.					1.80	1. »	0.60	0.20					
— camphré					1.80	1. »	0.60	0.20					
— radical (acide acétique du verdet).								1. »	0.40	0.25	0.10		
Violettes, fleurs (*variables*).							1. »	0.40	0.15				
Y													
Yeux d'écrevisses préparés . .								0.75	0.30	0.20	0.10		

PANSEMENT DE LISTER OU ANTISEPTIQUE

DÉNOMINATION DES MÉDICAMENTS	QUANTITÉS DIVERSES	PRIX	QUANTITÉS DIVERSES	PRIX
Bandes de tarlatane. (*Voir* ci-dessous Tarlatane).				
— de toile (*Voir* au Tarif)				
Coton ordinaire cardé	250gr.	1.50	500gr.	2.50
— hydrophile.	50 gr. / 250gr.	0.40 / 1.50	125gr. / 500gr.	0.80 / 2.50
— boriqué	50 gr.	0.50	125gr.	1.25
— iodoformé à 4 p. 100.	id.	1 »	id.	2. »
— phéniqué.	id.	0.50	id.	1. »
— salicylé	id.	1. »	id.	2. »
— au salol	id.	1. »	id.	2. »
— au sublimé	id.	0.60	id.	1.25
Gaze purifiée.	le mètre	0.50		
— boriquée	paq^t de 5 mèt.	2. »	le mètre	0.60
— hydrophile (purifiée) . .	le mètre	0.50		
— iodoformé à 30 p. 100.	id.	2.50		
— — 10 p. 100.	id.	1.50		
— phéniquée.	paq^t de 5 mèt.	2. »	id.	0.50
— salicylée.	id.	2.50	id.	0.75
— au salol	le mètre	1. »		
— au sublimé à 1 p. 1000.	paq^t de 5 mèt.	2. »	id.	0.60
Lint boriqué	le mètre	2. »		

DÉNOMINATION DES MÉDICAMENTS	QUANTITÉS DIVERSES	PRIX	QUANTITÉS DIVERSES	PRIX
Mackintosch	le mètre	4. »	50 cent.	2 »
Protective (1 mètre sur 0ᵐ20)	le roul.	2 »		
Tarlatane (larg. 5 centim.) . .	bande de 5 mètres	0.25		
— (— 7 —) . .	id.	0.30		
— (— 10 —) . .	id.	0.40		
— phéniquée (larg. 5 centim.)	id.	0.30		
— (larg. 7 centim.) . .	id.	0.40		
— (— 10 —) .	id.	0 50		

Imp. Spéc. du " Petit Niçois," 43, Boul. Dubouchage et 15-17, rue Deloye — Nice.

9 782019 996888